Rania Badawi
Nihal Aly
Mohamed Ellaboudy

O CD34+ é um novo preditor de eventos vasculares na doença falciforme

Rania Badawi
Nihal Aly
Mohamed Ellaboudy

O CD34+ é um novo preditor de eventos vasculares na doença falciforme

Número de células estaminais hematopoiéticas CD34+

ScienciaScripts

Cover image: www.ingimage.com

This book is a translation from the original published under ISBN 978-620-8-11833-4.

Publisher:
Sciencia Scripts
is a trademark of
Dodo Books Indian Ocean Ltd. and OmniScriptum S.R.L publishing group

120 High Road, East Finchley, London, N2 9ED, United Kingdom
Str. Armeneasca 28/1, office 1, Chisinau MD-2012, Republic of Moldova, Europe
Printed at: see last page
ISBN: 978-620-6-16156-1

Conteúdo

Agradecimentos

Antes de mais, sinto-me sempre em dívida para com **Deus**, *Clemente e Misericordioso.*

Dr. / Mohamed Abdel Mohsen Ellaboudy, *Professor de Pediatria da Faculdade de Medicina da Universidade de Ain Shams, pelos seus valiosos conselhos, orientações e críticas construtivas, bem como pela assistência inestimável e pelos esforços que dedicou à supervisão deste estudo.*

Nunca esquecerei a cooperação da ***Prof. Dra. / Mona Ahmed Ismail,*** *Professora de Patologia Clínica da Faculdade de Medicina da Universidade de Ain Shams, que sempre me encorajou. É uma honra ser supervisionado por ela.*

Gostaria também de expressar os meus agradecimentos à ***Dra. Nihal Hussien Aly,*** *Professora de Pediatria da Faculdade de Medicina da Universidade Ain Shams. Os seus valiosos conselhos e o seu apoio contínuo facilitaram a realização deste trabalho.*

Por último, gostaria de expressar o meu apreço e a minha gratidão a toda a minha família, em especial aos meus pais, que me dão muito carinho e amor e que iluminam a minha vida.

Gostaria de agradecer a todos os membros do pessoal do departamento de Patologia Clínica.

Rania Ahmed Ibrahim Badawi

Introdução

A vaso-oclusão é a principal causa da doença falciforme (DF). Provoca perturbações vaso-oclusivas graves, com progressão dolorosa da falência de vários órgãos. Complicações sistémicas, eventos vasooclusivos (VOE) de rotação/parciais, síndrome coronária aguda (SCA), hipertensão pulmonar, sequestro esplénico agudo (SAE), nefropatia glomerular, lesões microvasculares, distúrbios cerebrais - ligação da microvasculatura aos grandes vasos (Laurance et al., 2011).

A lesão vascular da DF é causada pela ativação do endotélio, aumento dos glóbulos vermelhos, aumento da coagulação dos leucócitos. Várias moléculas de ligação à superfície identificaram um papel importante na patogénese da doença falciforme (Stewart et al., 2004). Portanto, identificar marcadores preditivos importantes eventos vasculares clínicos críticos (Kossirotoff et al., 2018). A agregação plaquetária-leucocitária (PLA) envolveu eventos cardiovasculares de lesão etiológica. Portanto, representam doença tromboinflamatória (Finsterbusch et al., 2018). A ligação plaquetária ativa os neutrófilos que formam o complexo plaquetário-leucócito contribui para condições inflamatórias crónicas função pulmonar SCD, a inibição da ativação plaquetária pode ajudar a reduzir os danos no tecido SCD, especialmente durante o início de distúrbios vaso-oclusivos (Grabowska et al. al., 2013). A glicoproteína de superfície CD34 expressa células progenitoras estaminais linfohematopoiéticas precoces, células endoteliais de pequenos vasos e fibroblastos embrionários. As células endoteliais CD34 podem desempenhar um papel na adesão de leucócitos durante o processo inflamatório (Sidney et al., 2014). aumento de células CD34+ SCD pensado resultado estimulação da medula devido a anemia hemólise crónica. Embora o recrutamento de células hematopoiéticas CD34+ pelo fator de crescimento angiogénico induzido pela hipóxia SDF-1 seja benéfico em condições de hipóxia aguda (como durante uma lesão aguda após um acidente vascular cerebral), o recrutamento crónico de CD34+ pode ter um efeito negativo. Condições vasculares crónicas (Bhesania et al., 2020).

Objetivo Trabalho

Objectivos principais:

- Avaliação de CD34 circulante novo marcador preditivo de ocorrência de eventos vasculares Crianças com Doença Falciforme seu estado estável.
- Relacionar níveis número(s) tipo(s) de VEs após 6 meses.

Objectivos secundários:

- Correlação entre as células CD34 circulantes e o complexo leucócito-plaqueta, marcador conhecido de lesão vascular em doentes com doença falciforme.
- Relacionar os níveis circulantes de CD34 com os parâmetros clínicos da doença (índice de transfusão, VE anterior, etc.)

Capítulo 1

DOENÇA FALCIFORME

A doença falciforme (DF) é uma doença hematológica hereditária que envolve múltiplos sistemas. A hemoglobina falciforme anormal, conhecida como hemoglobina S, é encontrada em pessoas com SCD. A doença falciforme refere-se a todos os genótipos, incluindo a anemia falciforme (AF), doenças heterozigóticas activas, tais como HbSC, HbSD, HbS p+-talassemia (National Heart, Blood Lung Institute, 2018).

Epidemiologia

A doença falciforme ocorre aproximadamente um 365 americanos um 16.300 hispano-americanos. Embora a doença falciforme seja mais frequente na África Subsariana, na região mediterrânica, incluindo a Grécia, Itália, Turquia, Médio Oriente, incluindo a Arábia Saudita, Sul da Ásia, América do Sul, Caraíbas, América Central, não se limita a grupos comunitários (CDC, 2017).

Figure 1: Mapa número de nascimentos com anemia falciforme (Piel et al., 2013). Países do Médio Oriente, primeiro documento negativo Hbs (HbS) talassemias veio Egito (Diwani, 1944; Abbasy, 1951).

No Egito, ao longo do Vale do Nilo, o gene HbS está quase ausente, mas no Deserto Ocidental, perto da fronteira com a Líbia, a taxa varia entre 0,38% da área "costa

9,0% oásis New Valley. prevalência HbS varia 9 22% algumas regiões (El-Beshlawy & Youssry, 2009).

Etiologia

Genética:

A mutação de uma base (GAG GTG) resulta na substituição do aminoácido ácido glutâmico (hidrofílico) por valina (hidrofóbico) na 6ª posição da hemoglobina B, chamada hemoglobina S (HbS) (Hoban et al., 2016).

A forma mais grave da anemia falciforme é a doença falciforme (ou seja, hemoglobina SS HbS p 0-talassemia). As pessoas com a forma de anemia falciforme da hemoglobina SS herdam dois genes anormais da hemoglobina S, um de cada progenitor, adquiridos por herança autossómica recessiva (Ware et al., 2017).

Figure 2: Alterações genéticas HBB (Glualandro et al., 2009).

Fisiopatologia da doença falciforme

Nas últimas 7 décadas, os cientistas identificaram três mecanismos fisiobiológicos principais SCD (polimerização HbS, vasooclusão, disfunção endotelial mediada por hemólise) causam doença clínica quarto mecanismo

que inflamação negativa, apareceu (Sundd et al. , 2019).
Figure 3: Fisiopatologia molecular da doença falciforme
(Sundd et al., 2019). 1- VASO-OCLUSÃO
Vaso-oclusão, bloqueio dos vasos sanguíneos, levando a isquemia principal fisiopatologia responsável distúrbios vaso-oclusivos sistémicos graves dolorosas (VOC) precisam de atenção médica urgente por aqueles doença com SCD (Manwani Frenette, 2013).
Vaso-oclusão relação entre alterações reologia do sangue, aumento da adesão eritrócitos estimulação celular endotélio vascular, ativação hemostática (Zhang et al., 2016). A pressão sanguínea é determinada pelo hematócrito, viscosidade do plasma, deformabilidade dos eritrócitos (Barabino, Platt, & Kaul, 2010). contribuindo para a má circulação sanguínea capilares vénulas pós-capilares tecido com elevados níveis de oxigénio (Barabino, Platt, & Kaul, 2010). Os eritrócitos intactos das células falciformes podem reter a microcirculação e promover a vaso-oclusão (Rees et al., 2010). É importante notar que os danos dependentes da doença nas membranas dos eritrócitos também promovem a libertação de moléculas que se ligam aos eritrócitos, tais como a fosfatidilserina (PS), a molécula de adesão celular-1/Lutheran (B-CAM-1/Lu), a proteína associada (IAP), a molécula de adesão intercelular-4 (ICAM-4) (Barabino et al,
No entanto, trombocitopenia maior preditor VOC progressão pacientes com SCD lesão com risco de vida conhecido síndrome coronariana aguda (ACS), sugerindo papel agregação plaquetária local vaso-oclusão. (Chaturvedi et al., 2016).
Figure 4: Caraterísticas fisiopatológicas básicas da vaso-oclusão falciforme. (Coates et al., 2018)
Polimerização 2-hemoglobina S
3-Disfunção endotelial
A Hb livre de células também promove a formação de ROS, alterando drasticamente o estado de equilíbrio redox vascular sem produção Produção de ROS (diminuição do equilíbrio NO-ROS). não é necessário A vasodilatação controla a função plaquetária, a inflamação, a proliferação do músculo liso celular stress oxidativo (Lundberg et al., 2015), a eliminação de NO por ausência de hemoglobina celular plasma prejudica a função. endotelial promove vasculopatia proliferativa pulmões vias aéreas. vascular (Nouraie et al., 2013-Reiter et al., 2002 Hsu et al., 2007).
O equilíbrio redox desregulado também pode oxidar enzimas críticas da vasculatura, como a guanilateciclase solúvel, alvo do NO (Gladwin MT.

2006). Além dos seus efeitos primários na função endotelial e nas lesões vasculares crónicas, a HB também deteriora a libertação de ferro heme livre. A HB heme ativa as vias imunes inatas, através da sinalização de inflamassomas por TLR4 (Belcher et al.,
2014- Ghosh, et al. 2013 na Almeida et al. 2015). Figura 5: Célula de Anmia com Disfunção Hídrica (Gladwin, 2016).
Os ossos inesperados
O casamento com o vato torna segura a taquémia-Lesão de Repecção, que liberta crise eritrocitária), promove o grau de agitação da garganta da SCD. Heme (protoporfirina ferrosa IX), a sua forma oxidada, hemina (protoporfirina férrica IX), libertada após a oxidação TLR4 (Toll like recetor-4) agonistas Hbare que contribuem para o estado pró-inflamatório procoagulante SCD, pelo qual conhecido. Leucócitos activados, plaquetas, células endoteliais, factores tecidulares, tempestade de citocinas, depleção de NO, geração de ROS (Gladwin et al., 2014).
Heme também ativar TLR4 macrófagos promover a liberação de TNFa, KC leucotrieno B4 (LTB4) (Dutra et al., 2014). Assim, heme parece promover a inflamação estéril SCD, estimulando TLR4-dependente inata células mononucleares endoteliais de sinalização imune. Curiosamente, o heme parece atuar através da sinalização dependente do recetor acoplado à proteína G (GPCR) promover a migração de neutrófilos, explosão oxidativa, geração de armadilhas extracelulares de neutrófilos (NET), a produção de IL-8 aumentou a sobrevivência de neutrófilos (Porto et al., 2007). No entanto, o recetor GPCR heme dos neutrófilos permanece desconhecido.) Sabe-se que os neutrófilos activados libertam NETs, estruturas semelhantes a malhas compostas por cromatina descondensada decorada com histonas citrulinadas por proteases neutrofílicas. NETs liberados por neutrófilos sob várias condições inflamatórias promovem a iniciação da resposta imune, levando a danos nos tecidos (Jorch Kubes, 2017).

De facto, os marcadores NETs, tais nucleossomas elastase-α 1-

Capítulo 2

COMPLICAÇÕES VASCULARES SCD

Em geral, as complicações da doença falciforme podem ser divididas em dois grupos principais: as que se devem principalmente à doença hemolítica, à deficiência funcional de óxido nítrico, que causa vasculopatia de grandes vasos (doença cerebrovascular, hipertensão pulmonar, priapismo, úlceras de perna) e as causadas por eventos isquémicos vaso-oclusivos, que conduzem a episódios dolorosos e a lesões progressivas de órgãos (hipoesplenismo, osteonecrose, retinopatia, nefropatia, síndrome torácica aguda, lesões hepáticas) ***(Kato et al., 2017).***

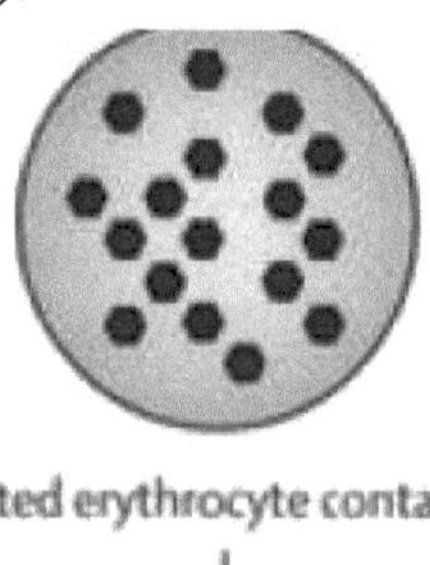

Oxygenated erythrocyte containing HbS

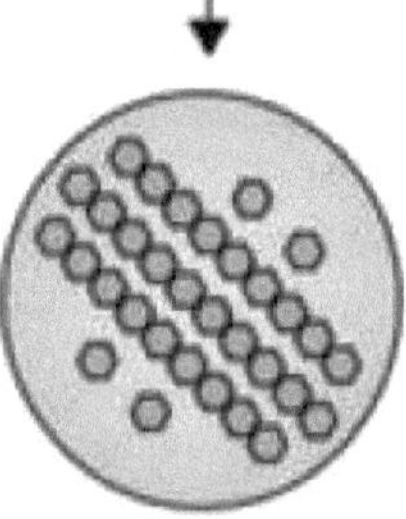

Deoxygenated erythrocyte with polymerisation of HbS

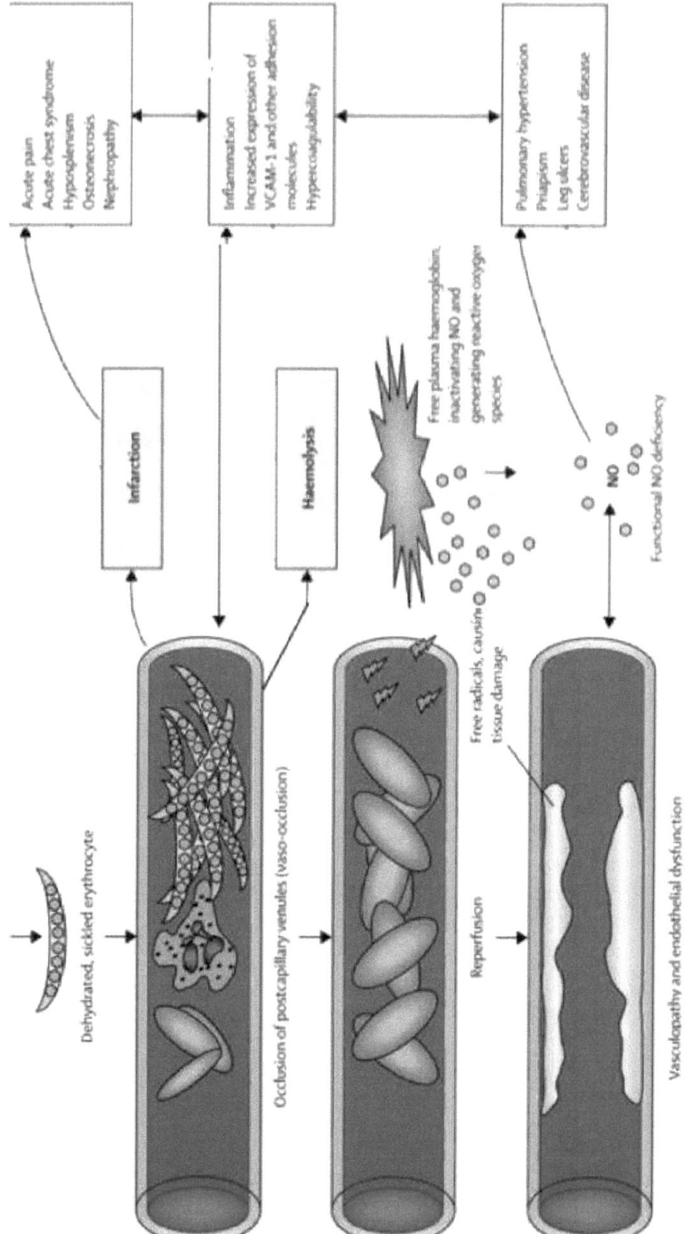

Figura 1: Complicações do mecanismo SCD ***(Rees et al., 2010)***

As complexas vias envolvidas na fisiopatologia da DF convergem para causar vasculopatia de grandes e pequenos vasos. ponto de vista da perfusão dos órgãos, hipoperfusão da microcirculação (devido a oclusão microvascular, alteração da vasoregulação) e hiperperfusão da macrocirculação sistémica dos principais sistemas de órgãos (devido a estenose fixa por anemia) coexistem, fenómeno referido como paradoxo da perfusão da DF ***(Nath et al., 2004)***. Embora as anormalidades de perfusão sejam generalizadas, seus efeitos sistema nervoso central (SNC) sistema cardiopulmonar profunda marca registrada responsável, complicações devastadoras crianças adultos com SCD. as seções a seguir descrevem a patologia mais importante que afeta o sistema cardiopulmonar do SNC tabela (1) ***(Sundd et al., 2019)***

Tabela 1: Complicações vasculares SCD sua patologia sistema diferente:

Sistema	Complicação	Patbolo gy imaging find tugs	Mecanismos propostos
Central ■STUBS sistema	Acidente vascular cerebral	" Hiperplasia da artéria média grande LLitnn.il MCA e/ou ICA Trombose de grandes vasos - Aneurismas saculares * Síndrome de Moyanioya	• Diminuição da reserva funcional (CEF muudmized baseline) • Diminuição da autorregulação vascular • Ativação hemostática?
	Perturbação cognitiva	" Infarto cerebral silencioso " Rarefação de pequenos vasos?	- Disfunção dos pequenos vasos?
C Sistema de assistência à população	Hipertensão pulmonar	Lesões pleriformes - hiperplasia hitmi.il Trombose da Tntrn Irmina l	- Ativação hemostática (CTEPH) - NG de extinção da hemoglobina sem células
	Síndrome torácica aguda	" Enfarte "pulmonar em cunha ■ trombose pulmonar hi situ ■ Infarto de costela ■ Derrames [pleurais ■ Consolidações multilobares ■ Macrófagos alveolares espumosos ■ Trombose arteriolar	• Embolização necrótica da gordura da medula • Atelectasia hipoventilação central • Estimulação das vias do inflamassomaTLR4 mediada pelo heme • Hiperadesão plaquetas neutrófilos • Infeção
	Doença pulmonar restritiva	* Diminuição da DLCO TLC Bases da fibrose pulmonar	- Aumento dos fibrócitos activados circulantes?
Sistema genitourinário	Priapismo	* Pénis com fluxo venoso deficiente	• Depleção de NO levando a baixos níveis de PDE-5 • Eritrócitos de lodo vasculatura peniana • Níveis elevados de adenosina
	Doença renal Chnac	' Domeruloesclerose segmentar focal * Anomalias mesangiais - Hipertrofia glomemal hiperfiltração	- Tráfego de macromoléculas que escapam do glomérulo para o epitélio tubular do espaço mesangial - Lesão glomerular mediada pela hemodinâmica
	Necrose papilar renal	* Cálices em forma de clube I RPC-j - Parênquima] enhancp-mpnr rim (RPG) * Áreas hipoatenuadas triangulares (TC)	- Isquemia medular - Aumento da viscosidade do sangue vasa reta
Svstein hepático	Hepático	- Hepatomecalv aguda	- Sequestro maciço
Sistema	**Complicação**	**Achados imagiológicos patológicos**	**Mecanismos propostos**
	sequestro	- Sinusóides dilatados	eritrócitos Sempre • Compressão dos canais biliares por sinusóides maciçamente aumentados

			• Célula de Kupffer eritrofagocitose
	Crise hepática colestase intra-hepática	• Obstrução sinusoidal por células falciformes • Canalículos biliares dilatados com tampões biliares • Hiperplasia das células de Kupffer • Necrose centrilobular	- Infarto isquêmico causado por oclusão sinusoidal Necrose maciça colestase intra-hepática

1-Complicações neurológicas

Entre as complicações mais debilitantes e mal compreendidas, as condições de número SCD que afetam o cérebro, incluindo acidente vascular cerebral silencioso aberto, doença cerebrovascular, comprometimento cognitivo, anormalidades estruturais ***(Stotesbury et al., 2019)***.

Figura 2: Complicações neurológicas comuns SCD

(Stotesbury et al., 2019)

a) Acidente vascular cerebral (AVC) Doença cerebrovascular

Mas além da ausência aparente de acidente vascular cerebral IBS, vasculopatia angiografia por ressonância magnética (MRA) pacientes comuns com SCD. Artérias cerebrais anteriores proximais da carótida interna frequentemente relatadas, especialmente pacientes com medula espinhal de AVC agudo (Guilliams et al., 2019). b) Moyamoyaangiopathy

É tipo vasculopatia grave continua cobrir uma artérias carótidas internas, que associado com vasos de crescimento, que pode ocorrer crianças com -sem doença falciforme. A cirurgia fornece sangue adicional através da oclusão direta ou, mais frequentemente crianças, através de mecanismos indirectos aumentar o fluxo sanguíneo reduzir eventos isquémicos crianças sem doença falciforme (Blauwblom et al., 2016). c) Doenças neurológicas do sistema

Vaso-oclusão, hipercoagulabilidade, trombose, anemia hemolítica, hipóxia, relação entre eles, todas as anormalidades do CVS de papel SCD, Figura (8) (Stotesbury et al., 2019).

Figura 8: Modelo de risco vascular proposto que enfatiza a vulnerabilidade vascular do papel. (Steistbury et al., 2019)

D) Vascopatia figurada

As observações de tempo médio de velocidade (Tammv) McA 170 cm / s mais pior acidente vascular cerebral. Isto levou a que a presença da ACI terminasse em ACI> 200 cm/s acidente vascular cerebral perigoso (Mack, 2017). A tomografia computadorizada (TC) da cabeça frequentemente realizada em casos de AVC agudo detecta hemorragia cerebral (Arkuszewsk et al., 2010).

A imagem ponderada por difusão (DWI) detecta isquemia aguda dentro de uma hora do início do AVC. A ressonância magnética do cérebro também pode ajudar a diagnosticar os enfartes crónicos do SII, que aparecem como lesões hiperintensas com eco ponderado em T2 (FLAIR) (DeBaun et al., 2016).

A imagiologia intracraniana não invasiva através de angiografia por ressonância magnética (ARM) A angiografia por TC avalia a vasculopatia cerebral (Arkuszewk et al., 2010). HT 2-coronária

O CPTonary Scan aumenta a doença falciforme. SCD ligado Organização Mundial de Saúde (Pulsemary Heypermary Pultumary (PAP) torna público se público (et) sendo visto. 2020). Diversos processos patológicos podem levar pacientes com DF a apresentar anemia falciforme, Figura (9) (Gordeuk et al., 2016).

Figura 9: São apresentados diferentes mecanismos fisiopatológicos que podem levar à PH da SCD. Devido ao seu mecanismo multifacetado, a SCD pode causar PH pré-capilar pós-capilar com uma distribuição quase igual entre a população. (Osisi et al., 2020) O cateterismo cardíaco direito (CHD) é o teste padrão de ouro para diagnosticar a HP, definindo seu tipo. Diferentes tipos

Figura 3: Proposta de algoritmo de avaliação da hipertensão pulmonar relacionada à doença falciforme ***(Klings et al., 2014).***

3-Síndrome torácica aguda:

A doença cardiovascular é a segunda principal causa de hospitalização de pacientes com doença falciforme. tipo de lesão pulmonar aguda definida novo infiltrado pulmonar envolvendo pelo menos um segmento pulmonar radiografia de tórax acompanhada de febre e/ou sintomas respiratórios. A depressão respiratória rápida pode ser fatal, geralmente com início em 24 horas (DeBaun & Strunk, 2016).

4-Distúrbios vaso-oclusivos dolorosos

Ao diagnosticar COV, o passo mais importante é distinguir entre dor aguda e crónica de origem desconhecida, mas que pode estar associada a complicações esqueléticas da doença falciforme, incluindo necrose. diagnóstico de COV em crianças é complicado pelo facto de a COV afetar a manifestação mais comum da doença falciforme nesta população (Berger et al., 2009).

Também pode ser importante distinguir os COVs da SCA que manifestam o sistema pulmonar. febre, falta de ar, dor torácica, leucocitose. nova adição de diagnóstico de SCA por raio-x do coração, que pode fornecer indicação precisa do início dos eventos de SCA (Simon et al., 2016). 5- Complexidade:

6 - problemas hepáticos:

Doença falciforme termo utilizado para descrever uma variedade de causas crónicas agudas de doença hepática em doentes com doença falciforme, incluindo colelitíase, doença hepática hipóxica vaso-oclusiva, sequestro hepático, obstrução venosa, malária viral, olho branco, doença falciforme intra-hepática. . colestase cirrose biliar. A variabilidade clínica significativa sobrepõe-se à apresentação, a história do exame faz uso de termos descritivos incompletos (Gardner et al., 2014).

As complicações hepáticas da doença falciforme surgem diretamente do processo falciforme, causando isquemia por oclusão microvascular, sobrecarga de ferro por hemólise crónica indireta e múltiplas transfusões de sangue. Clinicamente, o diagnóstico é distorcido por várias dificuldades enzimas hepáticas negativo devido a doença hepática interna resultando hemólise. além disso, importante compreender muitas manifestações clínicas pode observado

Capítulo 3

PAPEL CD34+ PREDITIVO
EVENTOS VASCULARES SCD

Fosfoglicoproteína transmembranar CD34, identificada pela primeira vez em 1984 nas células progenitoras estaminais hematopoiéticas. A cauda citoplasmática de uma hélice transmembranar contém motivos de ligação ao domínio PDZ (PSD-95-Dlg-ZO-1). O ligando mais comummente descrito é a L-selectina CD34 (CD62L), no entanto, a proteína CrkL, que regula a adesão, também se liga à CD34 (Nielsen McNagny 2008).

O CD34 é considerado um marcador de superfície celular expresso por muitas células diferentes, incluindo células hematopoiéticas, estromais, epiteliais e endoteliais. Embora o papel do antigénio de superfície CD34 ainda seja desconhecido, está ligado à inibição da promoção da adesão, à diferenciação da formação da proliferação celular (Scherberich et al., 2013).

As células hematopoiéticas circulantes CD34+ (CPCs) foram calculadas por citometria de fluxo de acordo com as diretrizes recomendadas pela ISHAGE, expressas em células/ml (Mauge et al., 2014). No entanto, segundo a investigação de Acquah et al., 2012, a relação entre a contagem de reticulócitos e de células CD34+ não se manteve linear, as células CD34+ continuaram a aumentar quando a contagem de reticulócitos atingiu o estado estacionário. Este princípio sugere que outros processos para além da hemólise envolvem a acumulação crónica de progenitores CD34+, tais como novas vias de hipóxia.

Desde a acumulação de células CD34 + hematopoiéticas pelo fator de crescimento angiogénico induzido pela hipóxia SDF-1, condições hipóxicas graves benéficas (como durante uma lesão aguda após um acidente vascular cerebral) (Patel et al., 2012), recolha crónica. As células CD34+ podem ter um efeito negativo na doença vascular crónica. A população de células CD34+ circulantes contém uma população rara de células progenitoras endoteliais, com um papel conhecido na estabilidade da regeneração endotelial. Estas células CD34 + números elevados cuja maturação inibida (como condições de hipóxia crônica), pode mostrar pobre função regenerativa promover hiperplasia neointimal estenose arterial (Wierenga et al., 2014).

MÉTODOS SUBJECTIVOS

Este estudo exploratório incluiu 50 doentes com SCD que frequentavam regularmente a unidade de hematologia-oncologia pediátrica do hospital pediátrico da Universidade de Ain Shams e avaliou a ocorrência de eventos vasculares em crianças com doença falciforme no seu período de estado estacionário junho de 2021 junho de 2022, em comparação com o controlo correspondente à idade do sexo.

Antes da inscrição no estudo, foi obtido um consentimento informado de cada doente para o controlo dos seus tutores legais. Este estudo foi aprovado pelo comité de ética local da Universidade Ain Shams ***(MS445/ 2021).***

- Critérios de inclusão:

1. Doentes com doença falciforme confirmada por eletroforese da hemoglobina, incluindo doença falciforme, beta-talassemia falciforme ***(Kolita, 2011)***
2. Idade: 6 meses -18 anos.
3. Sem predileção sexual.
4. Pacientes com doença falciforme seu estado estacionário definido 2 meses livre de qualquer evento vascular estudo anterior. ***(National Institutes Health. (2002), NHS. (2010))***

- Critérios de exclusão:

Métodos:

Todos os pacientes incluídos foram submetidos ao seguinte:

1) **História com especial destaque para:**

- Dados demográficos, incluindo idade do doente, sexo, ordem de nascimento, consanguinidade.
- Diagnóstico por idade

o O complexo leucocítico-plaquetário será quantificado pelo citómetro de fluxo Coulter Epics XL (Beckman Coulter, EUA) e expressará a percentagem total de células CD45 ***(Le Manach et al., 2018).***

4) **Radiologia:**

- Ultrassonografia abdominal para avaliar a organomegalia
- Avaliação ecocardiográfica da velocidade máxima de regurgitação tricúspide (VRT) marcador de hipertensão pulmonar

Ecocardiograma de velocidade máxima de regurgitação tricúspide (VRT), marcador indireto de hipertensão pulmonar quando VRT > 2,8 m/s. ***[De Montalembert et. al., 2007]***

5) Seguem-se as morbilidades identificadas:

A) Eventos neurovasculares (AVC manifesto): diagnosticados pela presença de hemiparesia de início agudo, afasia, disfagia, convulsão, monoparesia confirmada por ressonância magnética e tomografia computorizada ***(Steinberg et al., 2009).***

B) Os eventos vasculares periféricos incluíram :

1-Síndrome torácica aguda diagnosticada pela presença de infiltrado pulmonar na radiografia do tórax juntamente com mais um dos seguintes sintomas: febre, tosse, dor excruciante, produção de expetoração, falta de ar, níveis baixos de oxigénio ***(Pace, 2007).***

RESULTADOS

Tabela 2: Dados demográficos dos pacientes com doença falciforme estudados no início do estudo:

		N.º = 50
Idade do diagnóstico (anos)	Mediana (IQR)* Gama	2 (1 - 4) 0.33 - 13
Género	Feminino Masculino	23 (46.0%) 27 (54.0%)
Consanguinidade	Não Sim	22 (44.0%) 28 (56.0%)
História familiar de SCD*	Não Sim	21 (42.0%) 29 (58.0%)

*IQR; intervalo interquartil

*DCF; doença das células falciformes.

Tabela 3: Exame geral dos pacientes com doença falciforme estudados no início do estudo:

		N.º = 50
Peso (kg)	Mediana (IQR)* Intervalo	27.5 (18 -40) 9 - 92
Escore z de peso	Mediana (IQR)* Intervalo	-0.18 (-0.73 - 0.53) -1.25 - 3.52
Altura (cm)	Média ± DP* Intervalo	127.67 ±23.72 85 - 169.5
Escore z de altura	Mediana (IQR)* Intervalo	0.01 (-0.83 - 0.94) -1.80 - 1.76
IMC* (kg/m2)	Média ± DP* Intervalo	17.34 ±4.12 11.18 - 32.02
Escore z do IMC	Mediana (IQR)* Intervalo	-0.15 (-0.63 - 0.28) -1.49 - 3.56

*IQR; intervalo interquartil, DP; desvio padrão * IMC; índice de massa corporal

Tabela 4: Apresentação inicial estudada de pacientes com doença falciforme:

Apresentação inicial	**N.º = 50**
Palidez	24 (48.0%)
Icterícia	12(24.0%)
Bonyaches	6 (12.0%)

Distensão abdominal	8 (16.0%)
Dactilite	**1 (2.0%)**
Acidente vascular cerebral	1 (2.0%)
Febre	3 (6.0%)

Tabela 5: Frequência da história de complicações vasculares entre os pacientes com doença falciforme no início do estudo:

		Não.	**%**
Eventos neurovasculares (Acidente vascular cerebral manifesto)	Não	43	86.0%
	Sim	7	14.0%
Curso de frequência	Uma vez	5	71.4%
	3 vezes	1	14.3%
	4 vezes	1	14.3%
Vascular periférico eventos	Não	9	18.0%
	Sim	41	82.0%
História COV*	Não	9	18.0%
	Sim	41	82.0%
Frequência COV* por ano	Uma vez	5	11.9%
	1-4 por mês	37	88.1%
Hospitalização COV*	Não	6	12.8%
	Sim	35	87.2%
Síndrome torácica aguda	Não	46	92.0%
	Sim	4	8.0%
Frequência ACS*	Uma vez	2	50.0%
	Duas vezes	1	25.0%
	3 vezes	1	25.0%
Úlceras nas pernas	Não	50	100.0%
	Sim	0	0.0%
Priapismo	Não	50	100.0%
	Sim	0	0.0%
Hipertensão pulmonar	Não	50	100.0%
	Sim	0	0.0%
Morbilidade renal	Não	16	32.0%
	Sim	34	68.0%

*COV; crise vaso-oclusiva, SCA; síndrome torácica aguda

Tabela 6: Eletroforese inicial de Hb em doentes com doença falciforme à entrada no estudo:

		N.º = 50
Eletroforese inicial de Hb: HBS (gm/dl)	Média ± DP*	67.16 ± 14.53
	Gama	30 - 88
Eletroforese HB inicial: HBA2 gm/dl)	Média ± DP*	2.97 ± 1.05
	Gama	0.2 - 5.5
Eletroforese inicial de Hb: HBf (gm/dl)	Mediana (IQR)*	10.3 (2.2 - 16)
	Gama	0 - 55.5

*IQR; intervalo interquartil, DP; desvio padrão

Tabela 7: Dados laboratoriais dos doentes com doença falciforme à entrada no estudo:

		N.º = 50
TLC* (10^{3} 3/ ul)	Mediana (IQR)* Intervalo	10.6 (6.4 - 16.6) 2.1 - 27

NEUT* (10^3 3/ ul)	Média ± DP* Intervalo	4.96 ± 3.02 1 - 13.4
LYMP* (10^3 3/ ul)	Média ± DP* Intervalo	5.16 ± 3.30 0.8 - 16.6
HB* média no ano anterior ao estudo (gm/dl)	Média ± DP* Intervalo	8.80 ± 1.97 6.2 - 15.1
MCV* (fl)	Média ± DP* Intervalo	85.54 ± 10.98 60.9 - 116.8
MCH* (pg)	Média ± DP* Intervalo	29.16 ± 4.36 19 - 40.7
PLT* (10^3 3/ ul)	Média ± DP* Intervalo	345.52 ± 168.56 116 - 893
Ferritina s*. média no ano anterior ao estudo (ng/ml)	Mediana (IQR)* Intervalo	173 (65 - 990) 45 - 5815
S*.ácido úrico (mg/dl)	Média ± DP* Intervalo	2.58 ± 0.64 1.5 - 3.8
Reticências (%)	Média ± DP* Intervalo	2.82 ± 0.96 1.2 - 5
LDH* (UI/L)	Média ± DP* Intervalo	744.14 ± 252.32 401 - 1491
T.bil* (mg/dl)	Mediana (IQR)* Intervalo	1.45 (1 - 2) 0.4 - 15.5
Bil* direto (mg/dl)	Mediana (IQR)* Intervalo	0.5 (0.2 - 0.7) 0.1 - 6.7
PT* (seg.)	Média ± DP* Intervalo	14.91 ± 0.89 13.8 - 18.4
INR*	Média ± DP* Intervalo	1.24 ± 0.18 1 - 1.6
PTT* (seg.)	Média ± DP* Intervalo	41.33 ± 4.24 31 - 55.2
Rácio alb/creatina na urina*:	Média ± DP* Intervalo	38.14 ± 9.99 20 - 68
Normal		16 (32.0%)
Microalbuminúria		34 (68.0%)
Macroalbuminúria		0 (0.0%)
CD34 + (célula/ml)	Mediana (IQR)* Intervalo	3180 (1180 - 8470) 0 - 58920
PLT*-complexo leucocitário (% leucócitos totais)	Mediana (IQR)* Intervalo	0.94 (0.47 - 1.45) 0.08 - 4.75

*IQR; intervalo interquartil, DP; desvio padrão

Tabela 8: Imagiologia de doentes com doença falciforme à entrada no estudo:

		N.º = 50
Tamanho do fígado em US* (cm):	Média ± DP* Intervalo	13.37 ± 2.12 8 - 18
Normal		16 (32.0%)
Hepatomegalia		34 (68.0%)
Eco* (pressão pulmonar por TRV*) (m/seg.)	Normal	50 (100.0%)
TCD*:	Normal Janela fechada Anormal	42 (84.0%) 7 (14.0%) 1 (2.0%)
R.tammax* (cm/seg.)	Média ± DP* Gama	114.42 ± 40.64 60.7 - 300
L.tammax* (cm/seg.)	Média ± DP* Gama	117.93 ± 33.07 70 - 220

*DP; desvio padrão

Tabela 9: Tratamento de transfusão de sangue entre pacientes com doença falciforme:

Tratamento e transfusão de sangue		N.º = 50
Hidroxiureia	Não Sim	1 (2.0%) 49 (98.0%)
Dose (mg/kg)	Média ± DP* Gama	11.67 ± 3.26 9 - 21
Conformidade	Não Sim	10 (20.4%) 39 (79.6%)
Transfusão de sangue	Não Sim	5 (10.0%) 45 (90.0%)
Frequência	Independente Dependente	28 (62.2%) 17 (37.8%)
Tipo de transfusão	Simples Troca Ambos	32 (71.1%) 4 (8.9%) 9 (20.0%)

*DP; desvio padrão

Table 10: Frequência de eventos vasculares periféricos neurovasculares após 6 meses de acompanhamento de pacientes com doença falciforme:

Acompanhamento após 6 meses		N.º = 50
Destino	Vivo Morreu*	48 (96.0%) 2 (4.0%)
Eventos neurovasculares (AVC manifesto)	Não Sim	48 (96.0%) 2 (4.0%)
Eventos vasculares periféricos	Não Sim	21 (42.0%) 29 (58.0%)
COV*	Não Sim	21 (42.0%) 29 (58.0%)
Frequência COV* por ano	Uma vez A cada 1-3 meses	11 (37.9%) 18 (62.1%)
Hospitalização COV*	Não Sim	3 (10.3%) 26 (89.7%)
Síndrome torácica aguda	Não Sim	49 (98.0%) 1 (2.0%)
Úlceras nas pernas	Não Sim	50 (100.0%) 0 (0.0%)
Priapismo	Não Sim	50 (100.0%) 0 (0.0%)
Hipertensão pulmonar	Não Sim	50 (100.0%) 0 (0.0%)
Sintomas renais	Não Sim	50 (100.0%) 0 (0.0%)

*COV; crise vaso-oclusiva

Table 11: Modificações no tratamento, transfusão de sangue, resultados do Doppler trans-craniano em pacientes com doença falciforme após 6 meses de acompanhamento:

		N.º = 50
Modificação do tratamento	Não Sim	44 (88.0%) 6 (12.0%)
Dose de hidroxiureia (mg/kg)	Média ± DP*	17.45 ± 7.16

	Intervalo	10 - 40
Transfusão de sangue	Não Sim	5 (10.0%) 45 (90.0%)
Frequência	Independente Dependente	29 (64.4%) 16 (35.6%)
Tipo de transfusão	Troca simples Ambos	32 (72.7%) 8 (18.2%) 4 (9.1%)
TCD*	Normal Janela fechada Anormal Morreu	39 (78.0%) 7 (14.0%) 2 (4.0%) 2 (4.0%)
Esquerda TAMMAX* (cm/seg.)	Média ± DP* Intervalo	116.26 ± 23.06 74.9 - 203.7
Direita TAMMAX* (cm/seg.)	Média ± DP* Intervalo	112.89 ± 40.13 70.8 - 318.2

*DP; desvio padrão

Table 12: Comparação entre o grupo de controlo e o grupo de doentes relativamente aos dados laboratoriais:

		Grupo de controlo	Grupo de doentes	Valor de teste	Valor P	Sig.
		N.º = 10	N.º = 50			
TLC* (10ⁿ 3/ ul)	Mediana (IQR*) Gama	6.65 (5.8 - 7.5) 1.5 - 10.3	10.6 (6.4 - 16.6) 2.1 - 27	-2.281J	0.023	S
NEUT* (10ⁿ 3/ ul)	Média ± DP* Gama	2.01 ± 1.23 0.5 - 4.7	4.96 ± 3.02 1 - 13.4	-3.021*	0.004	HS
LYMP* (10ⁿ 3/ ul)	Média ± DP* Gama	3.59 ± 2.01 0.22 - 7.96	5.16 ± 3.30 0.8 - 16.6	-1.444*	0.154	NS
HB* (gm/dl)	Média ± DP* Gama	10.85 ± 1.38 9 - 12.7	8.80 ± 1.97 6.2 - 15.1	3.126*	0.003	HS
MCV* (fl)	Média ± DP* Gama	74.55 ± 10.13 61.8 - 90.5	85.54 ± 10.98 60.9 - 116.8	-2.925*	0.005	HS
MCH* (pg)	Média ± DP* Gama	24.87 ± 3.76 18.9 - 29.4	29.16 ± 4.36 19 - 40.7	-2.900*	0.005	HS
PLT* (10ⁿ 3/ ul)	Média ± DP* Gama	332.90 ± 123.89 147 - 564	345.52 ± 168.56 116 - 893	-0.224*	0.823	NS
Reticências (%)	Média±SD* Gama	0.47 ± 0.24 0.2 - 1	2.82 ± 0.96 1.2 - 5	-7.615*	0.000	HS
LDH* (UI/L)	Média±SD* Gama	301.90 ± 120.52 143 - 536	744.14 ± 252.32 401 - 1491	-5.393*	0.000	HS
T.bil* (mg/dl)	Mediana (IQR*) Gama	0.38 (0.2 - 0.5) 0.1 - 1	1.45 (1 - 2) 0.4 - 15.5	-4.583J	0.000	HS
Bil* direto (mg/dl)	Mediana (IQR)* Gama	0.18 (0.1 - 0.2) 0 - 0.6	0.5 (0.2 - 0.7) 0.1 - 6.7	-3.329J	0.001	HS

P-valor >0,05: Não significativo (NS); P-valor <0,05: Significativo (S); P-valor< 0,01: altamente significativo (HS)

-: Teste t independente; J: Teste Mann Whitney *IQR; intervalo interquartil, DP; desvio padrão

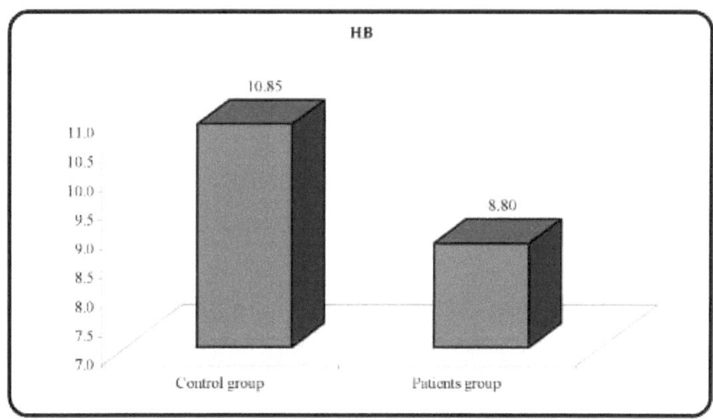

Figura 4: Comparação entre o grupo de controlo e o grupo de doentes relativamente ao nível de hemoglobina

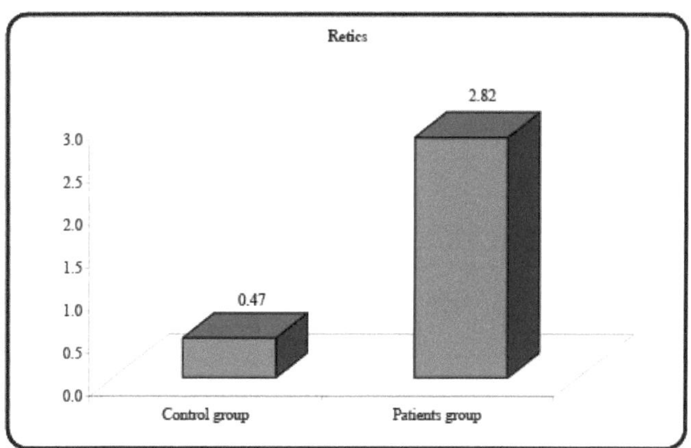

Figura 5: Comparação entre o grupo de controlo e o grupo de doentes no que diz respeito à Retics

Table 13: Comparação entre o grupo de controlo e o grupo de doentes relativamente ao nível de CD34+:

		Grupo de controlo	**Grupo de doentes**	**Valor de teste**	**Valor de p**	**Sig.**
		N.º = 10	**N.º = 50**			
CD34 + (célula/ml)	Mediana (IQR*) Gama	272(116 - 312) 0 - 450	3180 (1180 - 8470) 0 - 58920	-3.614[J]	0.000	HS

P-valor >0,05: Não significativo (NS); P-valor <0,05: Significativo (S); P-valor< 0,01: altamente significativo (HS)

-: Teste t independente; J: Teste Mann Whitney

*IQR; intervalo interquartil

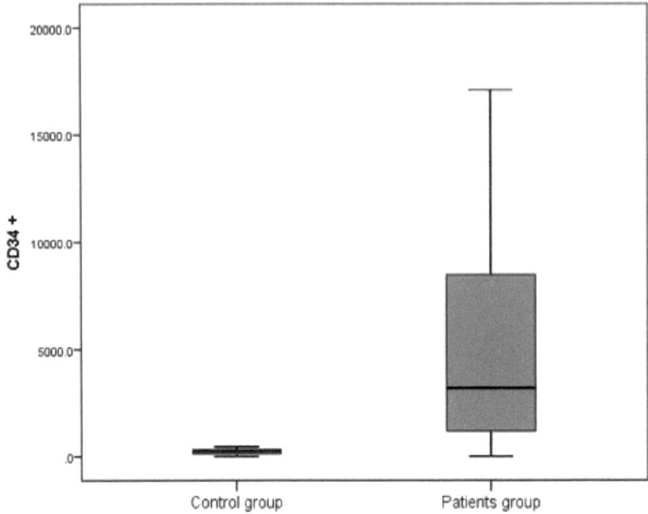

Figura 6: Comparação entre o grupo de controlo e o grupo de doentes relativamente ao nível de CD34+ (p<0,001).

Tabela 14: Comparação entre o grupo de controlo e o grupo de doentes relativamente ao complexo leucocitário PLT*:

		Grupo de controlo	**Grupo de doentes**	**Valor de teste**	**Valor de p**	**Sig.**
		N.º = 10	**N.º = 50**			
PLT*-complexo leucocitário (%	Mediana (IQR)*	0.35 (0.20 - 0.52)			**0.005**	HS
leucócitos totais)	Intervalo	0.1 - 1.8	0.08 - 4.75			

P-valor >0,05: Não significativo (NS); P-valor <0,05: Significativo (S); P-valor< 0,01: altamente significativo (HS)

* : Teste t independente; J: Teste Mann Whitney

* IQR; intervalo interquartil, SD; desvio padrão

* PLT; contagem de plaquetas

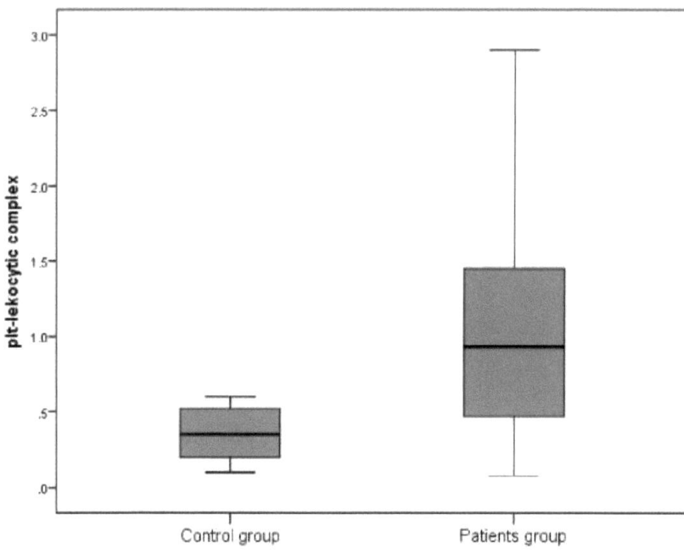

Figura 7: Comparação entre o grupo de controlo e o grupo de doentes relativamente ao complexo leucocitário PLT (p=0,005)

Tabela 15: Comparação entre os doentes sem eventos vasculares periféricos após 6 meses de seguimento relativamente à frequência histórica de complicações vasculares em estado estacionário:

		Eventos vasculares periféricos após 6 meses fup*						
		Não(n=21)		**Sim (n=29)**		**Valor de teste***	**Valor de p**	**Sig.**
		Não.	**%**	**Não.**	**%**			
Eventos neurovasculares (AVC manifesto)	Não Sim	21 0	100.0% 0.0%	22 7	75.9% 24.1%	5.894	0.015	S
Eventos vasculares periféricos	Não Sim	9 12	42.9% 57.1%	0 29	0.0% 100.0%	15.157	0.000	HS
História COV*	Não Sim	9 12	42.9% 57.1%	0 29	0.0% 100.0%	15.157	0.000	HS
Frequência COV* por ano	Uma vez 1-4 por mês	3 10	23.1% 76.9%	2 27	6.9% 93.1%	2.241	0.134	NS
Hospitalização COV*	Não Sim	6 12	33.3% 66.7%	0 29	0.0% 100.0%	11.081	0.001	HS
Síndrome torácica aguda	Não Sim	20 1	95.2% 4.8%	26 3	89.7% 10.3%	0.516	0.473	NS
Frequência ACS*	Uma vez Duas vezes 3 vezes	1 0 0	100.0% 0.0% 0.0%	1 1 1	33.3% 33.3% 33.3%	1.333	0.513	NS
Úlceras nas pernas	Não Sim	21 0	100.0% 0.0%	29 0	100.0% 0.0%	NA	NA	NA
Priapismo	Não Sim	21 0	100.0% 0.0%	29 0	100.0% 0.0%	NA	NA	NA
Hipertensão pulmonar	Não Sim	21 0	100.0% 0.0%	29 0	100.0% 0.0%	NA	NA	NA
Sintomas renais	Não Sim	21 0	100.0% 0.0%	29 0	100.0% 0.0%	NA	NA	NA

P-valor >0,05: Não significativo (NS); P-valor <0,05: Significativo (S); P-valor< 0,01: altamente significativo (HS)
*:Teste do Qui-quadrado
*Fup; acompanhamento, COV; crise vaso-oclusiva, SCA; síndrome torácica aguda

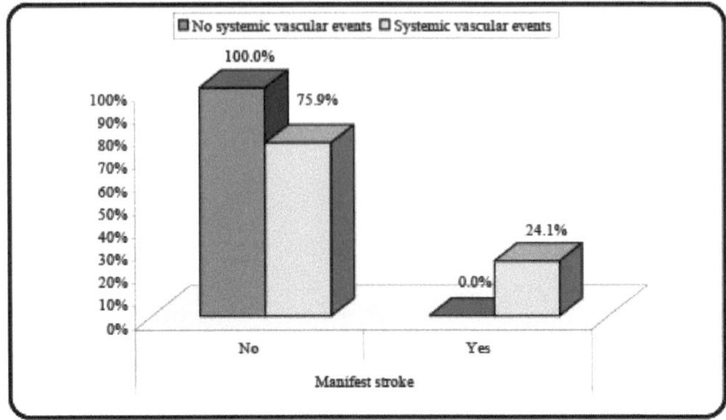

Figura 8: Comparação entre doentes sem eventos vasculares periféricos/sistémicos após 6 meses de acompanhamento relativamente a eventos neurovasculares anteriores (manifestações de AVC) em estado estacionário

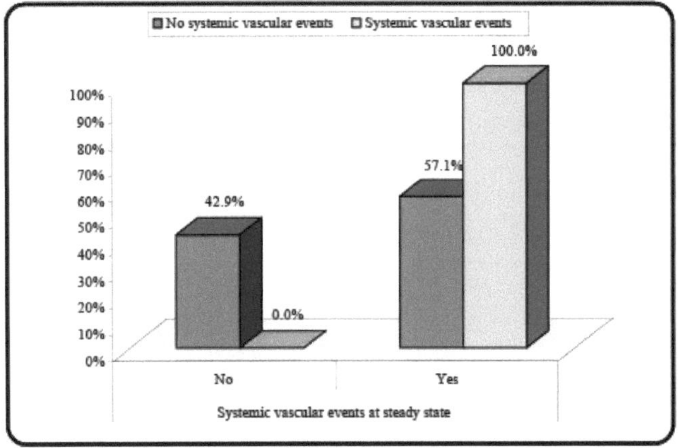

Figura 9: Comparação entre doentes sem eventos vasculares periféricos/sistémicos após 6 meses de acompanhamento relativamente a eventos vasculares periféricos/sistémicos anteriores em estado estacionário

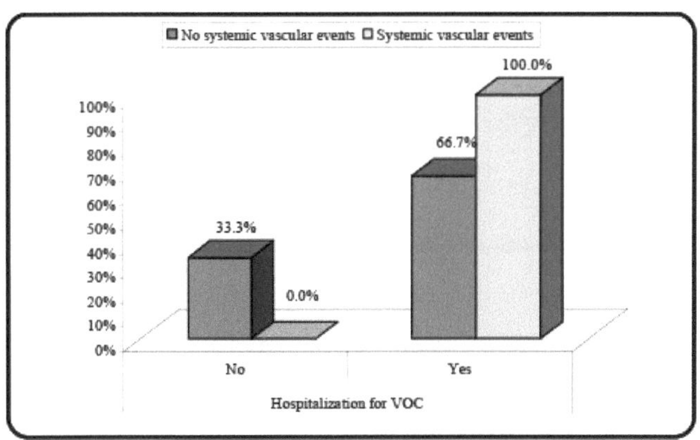

Figura 10: Comparação entre doentes sem eventos vasculares periféricos/sistémicos após 6 meses de seguimento relativamente ao estado estacionário de VOC de hospitalização prévia

Tabela 16: Comparação entre doentes sem eventos vasculares periféricos após 6 meses de acompanhamento relativamente aos dados laboratoriais em estado estacionário:

		Eventos vasculares periféricos após 6 meses de fup*		Valor de teste	Valor de p	Sig.
		Não	Sim			
		N.º = 21	N.º = 29			
Eletroforese inicial de Hb: HBS (gm/dl)	Média ± DP* Intervalo	61.58 ± 17.99 30 - 85.8	71.21 ± 9.88 42.3 - 88	-2.426*	0.019	NS
Eletroforese inicial de HB: HBA2 (gm/dl)	Média ± DP* Intervalo	2.77 ± 1.08 0.2 - 5	3.11 ± 1.02 1.9 - 5.5	-1.140*	0.260	NS
Eletroforese inicial de HB: HBf (gm/dl)	Mediana (IQR*) Intervalo	8 (1.8 - 17.2) 0 - 55.5	11.5 (4.5 - 16) 0 - 31.2	-0.413$	0.680	NS
TLC* (10^3/ ul)	Mediana (IQR)* Intervalo	7 (4.6 - 13.3) 2.1 - 22.7	13.6 (8.1 - 16.8) 4 - 27	-2.438$	0.015	S
NEUT* (10Л3/ ul)	Média ± DP* Intervalo	3.66 ± 2.91 1 - 13.4	5.90 ± 2.77 1.19 - 13.1	-2.760*	0.008	HS
LYMP* (10Л3/ ul)	Média ± DP* Intervalo	4.30 ± 3.03 0.8 - 11.2	5.78 ± 3.41 1.6 - 16.6	-1.584*	0.120	NS
HB* (gm/dl)	Média ± DP* Intervalo	9.44 ± 2.05 6.4 - 13.2	8.34 ± 1.81 6.2 - 15.1	2.001*	0.051	NS
MCV* (fl)	Média ± DP* Intervalo	83.78 ± 9.54 60.9 - 99.1	86.82 ± 11.91 63.4 - 116.8	-0.966*	0.339	NS
MCH* (pg)	Média ± DP* Intervalo	28.71 ± 3.56 19.6 - 34.1	29.48 ± 4.89 19 - 40.7	-0.616*	0.541	NS
PLT* (10Л3/ ul)	Média ± DP* Intervalo	288.90 ± 122.92 116 - 589	386.52 ± 186.51 140 - 893	-2.089*	0.042	S
S*. ferritina (ng/ml)	Mediana (IQR*) Intervalo	166 (68 - 990) 45 - 7815	325 (64 - 959.8) 45 - 5810	-0.423$	0.672	NS
S*.ácido úrico (mg/dl)	Média ± DP* Intervalo	2.44 ± 0.65 1.5 - 3.8	2.69 ± 0.63 1.8 - 3.8	-1.358*	0.181	NS
Reticências (%)	Média ± DP* Intervalo	2.64 ± 1.04 1.2 - 5	2.95 ± 0.90 1.2 - 5	-1.110*	0.272	NS
LDH* (UI/dl)	Média ± DP* Intervalo	756.29 ± 242.13 406 - 1400	735.34 ± 263.33 401 - 1491	0.287*	0.775	NS
T.bil* (mg/dl)	Mediana (IQR*) Intervalo	1.2 (0.9 - 1.5) 0.4 - 7.2	1.6 (1.2 - 2.4) 0.7 - 15.5	-1.725$	0.084	NS
Bil* direto (mg/dl)	Mediana (IQR)* Intervalo	0.4 (0.2 - 0.7) 0.1 - 1	0.6 (0.3 - 0.6) 0.1 - 6.7	-1.280$	0.201	NS

PT* (seg.)	Média ± DP* Intervalo	14.63 ± 0.48 13.9 - 15.5	15.10 ± 1.07 13.8 - 18.4	-1.861*	0.069	NS
INR*	Média ± DP* Intervalo	1.19 ± 0.16 1.01 - 1.6	1.27 ± 0.19 1 - 1.6	-1.539*	0.130	NS
PTT* (seg.)	Média ± DP* Intervalo	40.82 ± 3.27 32 - 44	41.70 ± 4.85 31 - 55.2	-0.717*	0.477	NS
Rácio alb/creatina urina*	Média ± DP* Intervalo	37.43 ± 9.68 28 - 68	38.66 ± 10.34 20 - 62	-0.425*	0.673	NS
Normal Microalbuminúria Macroalbuminúria		8 (38.1%) 13 (61.9%) 0 (0.0%)	8 (27.6%) 21 (72.4%) 0 (0.0%)	0.618*	0.432	NS
CD34 + (célula/ml)	Mediana (IQR*) Intervalo	1750 (940 - 3990) 0 - 17100	5800 (1280 - 9520) 0 - 58920	-2.293$	0.022	S
PLT*-complexo leucocitário (% leucócitos totais^^	Mediana (IQR)* Rans^^	1.11 (0.5 - 1.75) 0.08 - 4.75	0.72 (0.47 - 1.25) 0.18 - 2.6	-0.904$	0.366	NS

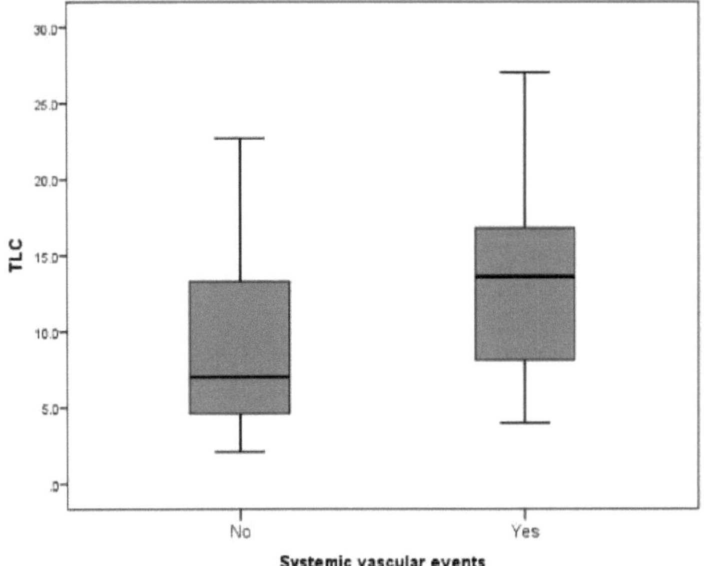

Figura 11: Comparação entre doentes sem eventos vasculares periféricos/sistémicos após 6 meses de acompanhamento relativamente ao nível de TLC em estado estacionário

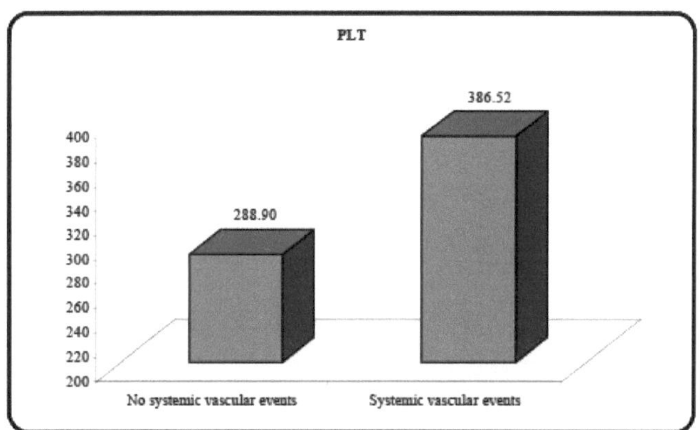

Figura 12: Comparação entre doentes sem eventos vasculares periféricos/sistémicos após 6 meses de acompanhamento relativamente ao nível de plaquetas no estado estacionário

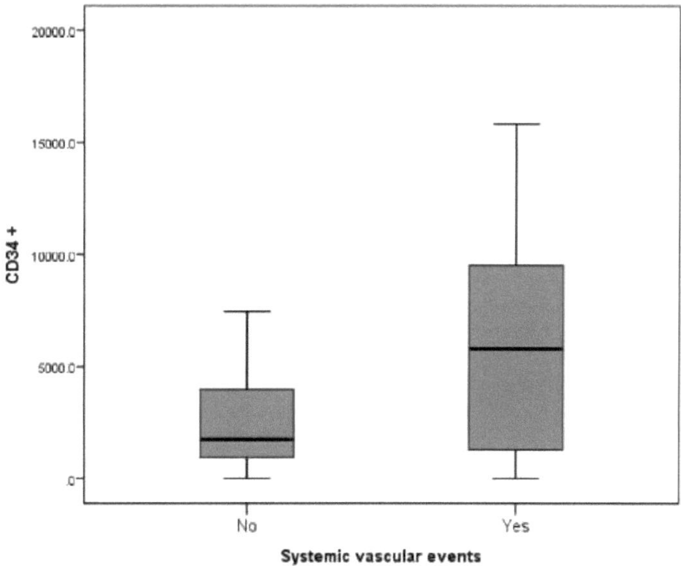

Figura 13: Comparação entre doentes sem eventos vasculares periféricos/sistémicos após 6 meses de acompanhamento relativamente ao estado estacionário do nível de CD34+

Tabela 17: Comparação entre doentes sem eventos vasculares periféricos após 6 meses de acompanhamento relativamente aos resultados de imagiologia em estado estacionário:

	Eventos vasculares periféricos após 6 meses de fup			Valor de p	Sig.
	Não	Sim	Valor de		

		N.º = 21	N.º = 29	teste		
Tamanho do fígado em US* (cm)	Média ± DP* Intervalo	13.18 ± 2.19 8 - 16.3	13.51 ± 2.10 9.9 - 18	-0.526*	0.602	NS
Normal Hepatomegalia		6 (28.6%) 15 (71.4%)	10 (34.5%) 19 (65.5%)	0.196*	0.658	NS
ECHO* (pressão pulmonar por TRV*) (m/seg.)	Normal	21 (100%)	29 (100%)	NA	NA	NA
TCD*	Normal Janela fechada Anormal	18 (85.7%) 3 (14.3%) 0 (0.0%)	24 (82.8%) 4 (13.8%) 1 (3.4%)	0.739*	0.691	NS
R.TAMMAX* (cm/seg.)	Média ± DP* Gama	104.14 ± 21.00 72 - 160	121.82 ± 49.41 60.7 - 300	-1.425*	0.162	NS
L.TAMMAX* (cm/seg.)	Média ± DP* Gama	105.01 ± 15.00 70 - 130	127.24 ± 39.23 70 - 220	-2.280*	0.028	S

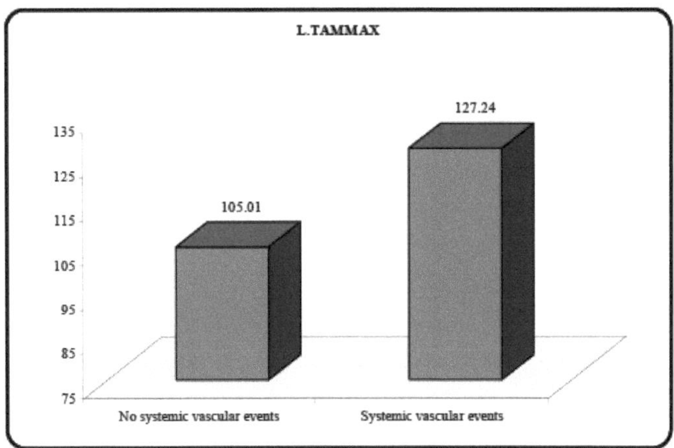

Figura 14: Comparação entre pacientes sem eventos vasculares periféricos/sistémicos após 6 meses de acompanhamento relativamente ao estado estacionário do L.TAMMAX

Tabela 18: Comparação entre doentes sem eventos vasculares periféricos após 6 meses de acompanhamento relativamente aos dados de tratamento de transfusão de sangue em estado estacionário:

		Eventos vasculares periféricos após 6 meses de fup		Valor de teste	Valor P	Sig.
		Não	Sim			
		N.º = 21	N.º = 29			
Hidroxiureia	Não Sim	1 (4.8%) 20 (95.2%)	0 (0.0%) 29 (100.0%)	1.409*	0.235	NS
Dose (mg/kg)	Média ± DP* Gama	11.90 ± 3.61 10 - 21	11.52 ± 3.04 9 - 20	0.401*	0.690	NS
Conformidade	Não Sim	5 (25.0%) 15 (75.0%)	5 (17.2%) 24 (82.8%)	0.439*	0.508	NS
Transfusão de sangue	Não Sim	5 (23.8%) 16 (76.2%)	0 (0.0%) 29 (100.0%)	7.672*	0.006	HS
Frequência da transfusão de sangue	Independente Dependente	14 (87.5%) 2 (12.5%)	14 (48.3%) 15 (51.7%)	6.749*	0.009	HS
Tipo de transfusão	Simples Troca	15 (93.8%) 0 (0.0%)	17 (58.6%) 4 (13.8%)	6.343*	0.042	S

	Ambos	1 (6.3%)	8 (27.6%)			

A tabela anterior mostra que os doentes com eventos vasculares periféricos após 6 meses de seguimento apresentaram maior percentagem de transfusão sanguínea, foram mais dependentes de transfusão com maior percentagem de transfusão de troca simples em comparação com os doentes que não desenvolveram eventos vasculares periféricos no seguimento com o valor de p 0,006, 0,009, 0,042 respetivamente, enquanto que não foi encontrada significância estatística nos doentes com eventos vasculares periféricos após 6 meses de seguimento com hidroxiureia, cumprimento da dose de hidroxiureia.

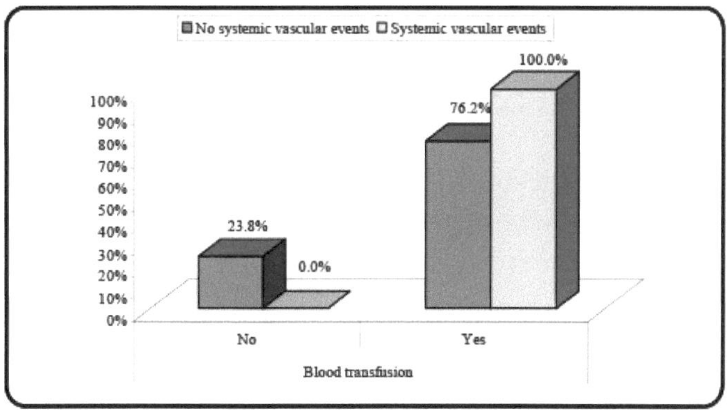

Figure 15: Comparação entre pacientes sem eventos vasculares periféricos/sistémicos após 6 meses de acompanhamento relativamente ao estado estável da transfusão de sangue

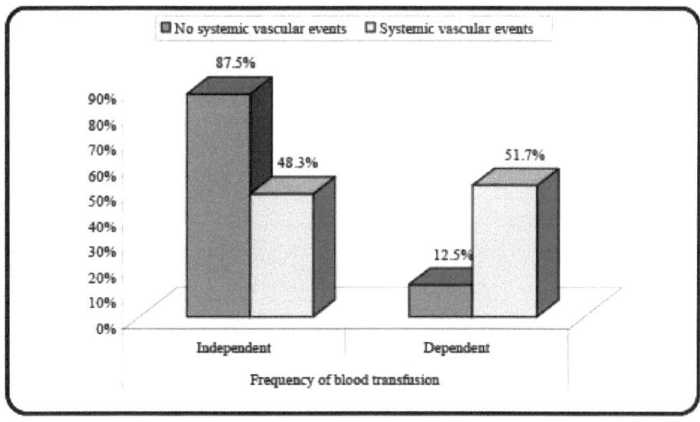

Figure 16: Comparação entre pacientes sem eventos vasculares periféricos/sistémicos após 6 meses de acompanhamento relativamente à frequência de transfusão de sangue no estado estacionário

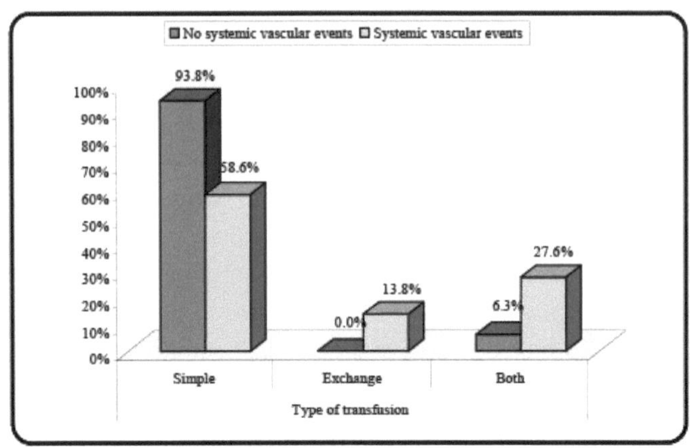

Figure 17: Comparação entre doentes sem eventos vasculares periféricos/sistémicos após 6 meses de acompanhamento relativamente ao tipo de estado estável de transfusão

Tabela 19: Análise de regressão logística multivariada não variada pelo método Backward (Wald) preditores de ocorrência de eventos vasculares após 6 meses de tratamento:

	Uni-variedade				Várias variedades			
	Valor de p	Rácio de probabilidade (OR)	95% Cl OR		Valor de p	Rácio de probabilidade (OR)	95% CI OR	
			Inferior	Superior			Inferior	Superior
TLC* >8,9 (10^ 3/ul)	0.015	4.444	1.337	14.769	-	-	-	-
Neutrófilos >4,5 (10^ 3/ul	0.001	9.444	2.464	36.198	-	-	-	-
PLT*>307 (10^ 3/ul	0.039	3.542	1.066	11.771	-	-	-	-
CD34 + >4340 (células/ml)	0.002	9.818	2.340	41.194	0.003	15.085	2.494	91.240
L.TAMMAX*>113 (cm/seg.)	0.028	3.800	1.159	12.456	-	-	-	-
Frequência de transfusão de sangue (Dependente)	0.017	7.500	1.439	39.089	-	-	-	-
Tipo de transfusão (não simples)	0.028	11.250	1.300	97.374	0.016	17.069	1.697	171.675

Tabela 20: Correlação do nível de CD34+ com o exame geral estudado nos pacientes com doença falciforme no início do estudo:

	CD34 + (célula/ml)	
	R	Valor de p
Idade do diagnóstico (anos)	**-0.383****	**0.006**
Peso (kg)	0.148	0.305
Pontuação Z: Peso (kg)	0.148	0.305
Altura (cm)	0.103	0.478
Z-score: Altura (cm)	0.103	0.478
IMC* (kg/m2)	0.147	0.324
Pontuação Z: IMC (kg/m2)	0.147	0.324
Pontuação de Tanner	0.269	0.059
PAS* (mmHg)	0.162	0.262
PAD* (mmHg)	0.242	0.091

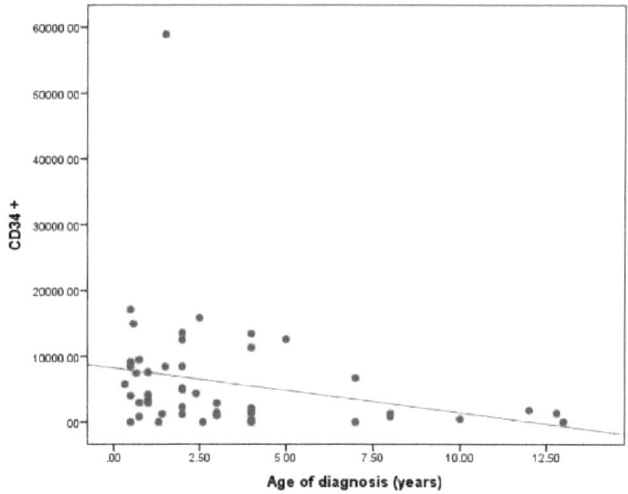

Figura 18: Correlação entre a idade do diagnóstico de CD34+ (anos)

Tabela 21: Correlação entre o nível de CD34+ e os dados laboratoriais estudados nos doentes com doença falciforme à entrada no estudo:

	CD34 +	**(célula/ml)**
	r	**Valor de p**
Eletroforese de Hb INICIAL: HBS (gm/dl)	0.265	0.063
ELECTROFORESE INICIAL DO HB: HBA (gm/dl)	-0.030	0.835
ELECTROFORESE INICIAL DA HB: HBf (gm/dl)	0.141	0.329
TLC* (10" 3 /ul)	**0.445****	**0.001**
NEUT* (10.Л3 /ul)	**0.442****	**0.001**
LYMP* (10.Л3 /ul)	**0.431****	**0.002**
HB* (gm/dl)	**-0.285***	**0.045**
MCV* (fl)	0.181	0.210
MCH* (pg)	0.159	0.270
PLT* (10.Л3 /ul)	**0.286***	**0.044**
S*... ferritina (ng/ml)	0.158	0.274
S*.ácido úrico (mg/dl)	**0.562****	**0.000**
Reticências (%)	**0.553****	**0.000**
LDH* (UI/L)	0.271	0.057
T.bil* (mg/dl)	**0.545****	**0.000**
Bil* direto (mg/dl)	**0.450****	**0.001**
PT* (seg.)	0.162	0.261
INR*	0.119	0.411
PTT* (seg.)	0.125	0.389
Rácio alb/creatina urina*	**0.351***	**0.012**
Complexo plt*-leucocitário (% leucócitos totais)	-0.006	0.967

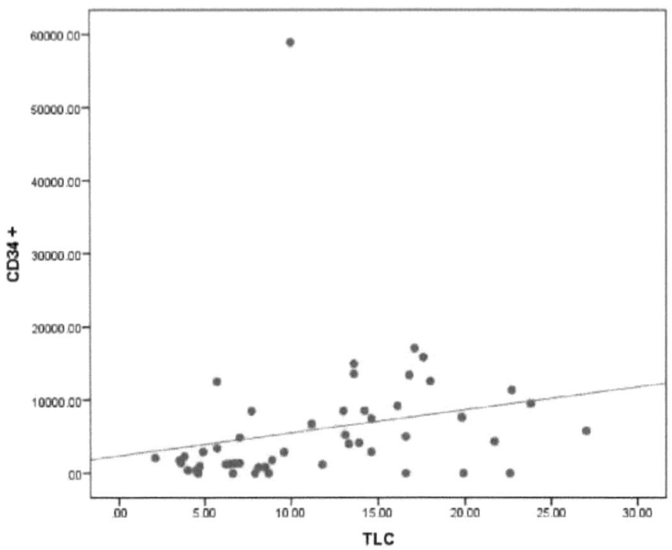

Figura 19: Correlação entre o nível de CD34+ TLC (10^A 3/ul)

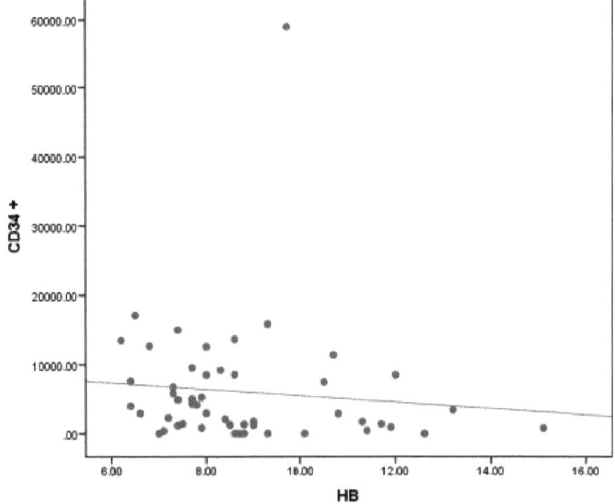

Figura 20: Correlação entre o nível de hemoglobina CD34+ (gm/dl)

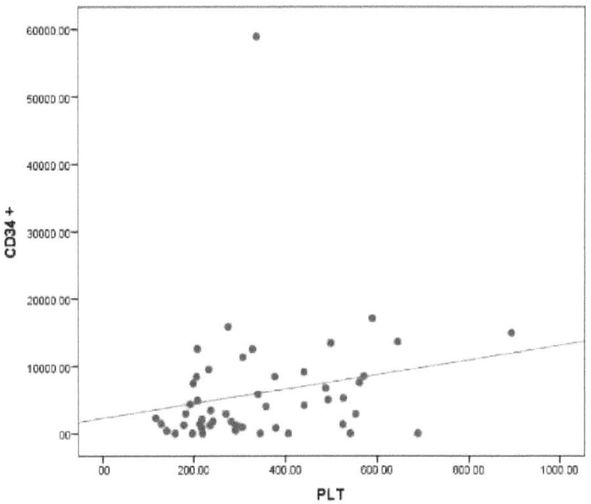

Figura 21: Correlação entre o nível de plaquetas CD34+ (10^A 3/ul)

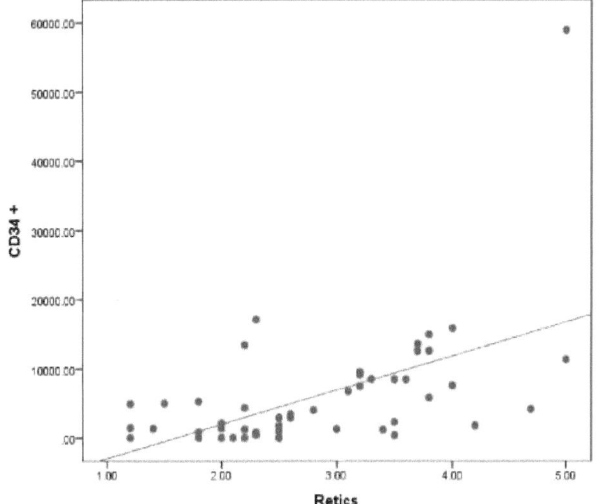

Figura 22: Correlação entre o nível de CD34+ Retics

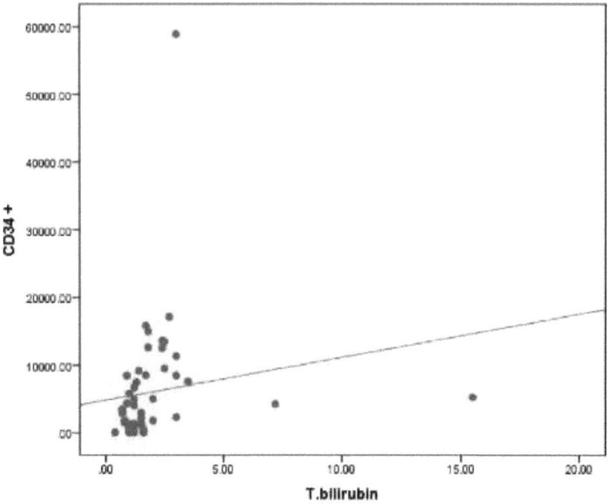

Figura 23: Correlação entre o nível de bilirrubina (mg/dl) de T CD34+

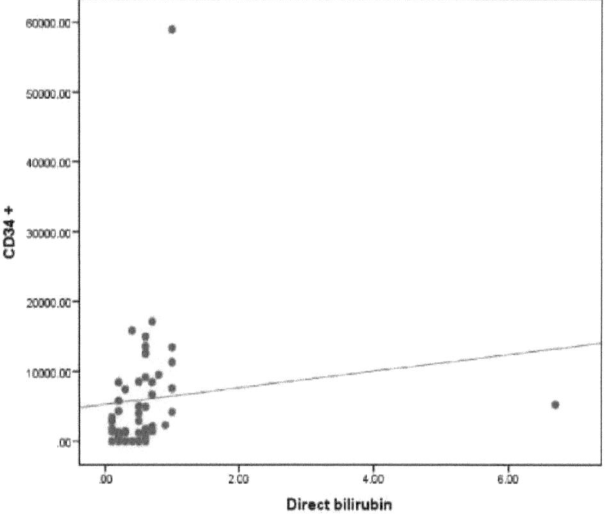

Figura 24: Correlação entre o nível de bilirrubina direta CD34+ (mg/dl)

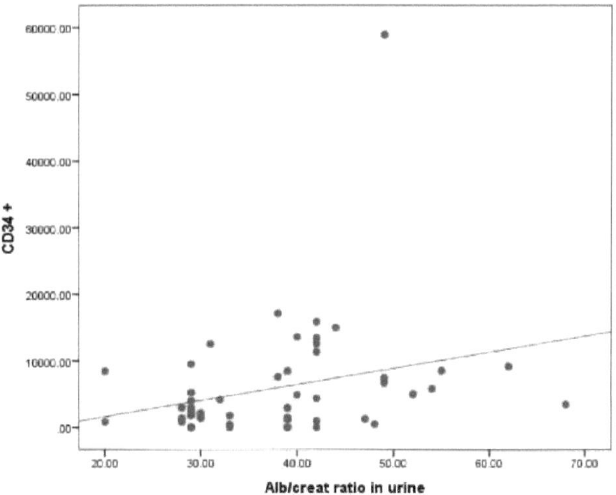

Figura 25: Correlação entre o rácio albumina/creatinina urinária CD34+ direto

Tabela 22: Correlação entre o nível de CD34+ e a dose de hidroxiureia para imagiologia estudada em doentes com doença falciforme à entrada no estudo:

	CD34 + (célula/ml)	
	R	Valor de p
Tamanho do fígado em US* (cm)	0.190	0.191
R.TAMMAX* em estado estacionário (cm/seg.)	0.158	0.311
L.TAMMAX* em estado estacionário (cm/seg.)	0.110	0.484
Iniciar hidroxiureia	**-0.299***	**0.037**
Hidroxiureia DOSE (mg/kg)	0.005	0.975

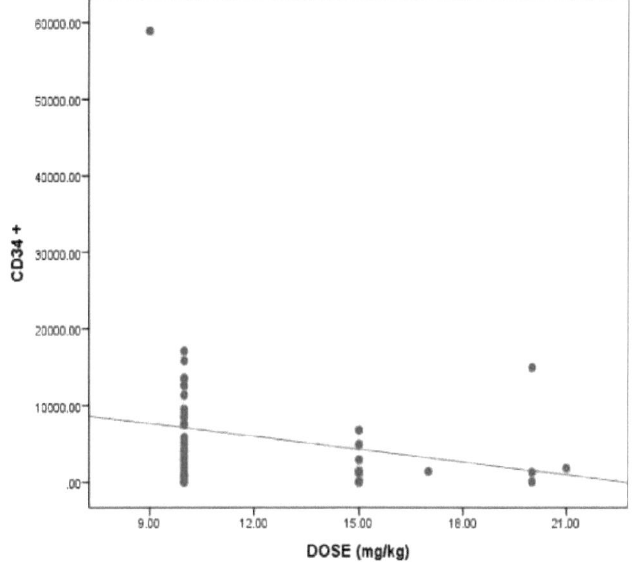

Figura 26: Correlação entre a dose de hidroxiureia CD34+ (mg/kg)

Tabela 23: Relação entre a frequência histórica de CD34+ e as complicações vasculares em pacientes com doença falciforme em estado estável:

		CD34 + (célula/ml)		Valor de teste	Valor P	Sig.
		Mediana (IQR)*	Gama			
Evento vascular periférico em estado estacionário	Não Sim	1340 (940 - 3990) 4340 (1280 - 9170)	0 - 7450 0 - 58920	-1.783}	0.075	NS
Historial COV* em estado estacionário	Não Sim	1340 (940 - 3990) 4340 (1280 - 9170)	0 - 7450 0 - 58920	-1.783}	0.075	NS
Frequência Voc* por ano em estado estacionário	Uma vez por mês 1-4	1400 (450 - 4340) 4900 (1280 - 9170)	0 - 14960 0 - 58920	-0.913}	0.361	NS
Hospitalização Voc* estado estacionário	Não Sim	1560 (940 - 7450) 3420 (1240 - 8520)	0 - 11350 0 - 58920	-0.782}	0.434	NS
Síndrome torácica aguda (sim/não) em estado estacionário	Não Sim	2930 (1180 - 8470) 9650 (2575 - 36940)	0 - 17100 810 - 58920	-1.218}	0.223	NS
Frequência ACS* em estado estacionário	Uma vez Duas vezes 3 vezes	9650 (4340 - 14960) 810 (810 - 810) 58920 (58920 - 58920)	4340 - 14960 810 - 810 58920 - 58920	2.700}}	0.259	NS
Eventos neurovasculares (AVC manifesto) em estado estacionário	Não Sim	2920 (1180 - 7450) 13600 (0 - 15840)	0 - 17100 0 - 58920	-1.624}	0.104	NS
Curso de frequência em estado estacionário	Uma vez 3 vezes	14960 (8470 - 15840) 13600 (13600 - 13600)	0 - 58920 13600 - 13600	-0.293}	0.770	NS
Sequestro esplénico agudo em estado estacionário	Não Sim	2940 (1180 - 8470) 8470 (8470 - 8470)	0 - 58920 8470 - 8470	-0.833}	0.405	NS

Tabela 24: Relação entre a transfusão de sangue CD34+ entre pacientes com doença falciforme em estado estável:

		CD34 + (célula/ml)		Valor de teste	Valor de p	Sig.
		Mediana (IQR)*	Gama			
Transfusão de sangue em estado estacionário	Não Sim	1400 (450 - 1750) 3990 (1240 - 8470)	0 - 11350 0 - 58920	-1.182:	0.237	NS
Estado estacionário de frequência	Independente Dependente	2190 (885 - 5520) 8470 (4170 - 12600)	0 - 17100 0 - 58920	-2.848}	0.004	HS
Tipo de transfusão em estado estacionário	Troca simples Ambos	4080 (1290 - 7525) 14720 (6800 - 37380) 2100 (810 - 8470)	0 - 17100 0 - 58920 0 - 12600	3.020::	0.221	NS

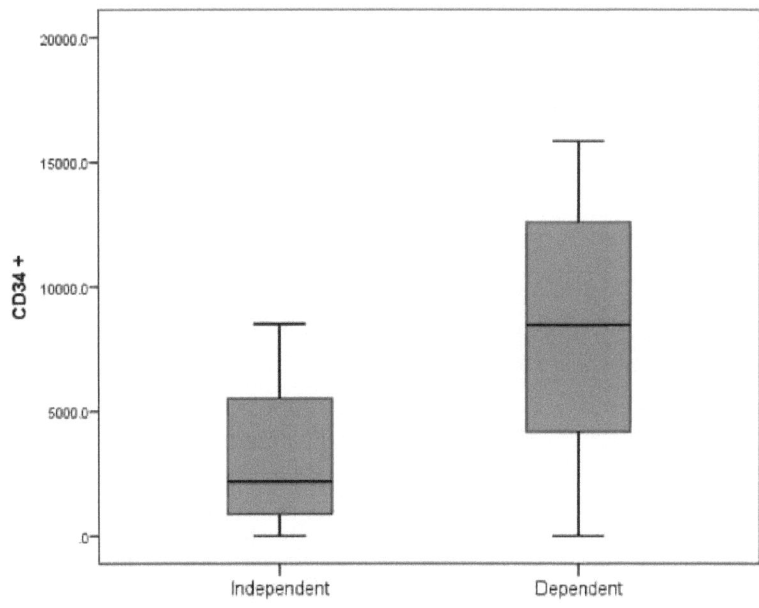

Figura 27: Relação entre a frequência de CD34+ e o estado estacionário da transfusão de sangue

Tabela 25: Correlação entre o nível de CD34+ e o TCD* estudados em pacientes com doença falciforme após 6 meses de acompanhamento:

	CD34 + (célula/ml)	
	r	**Valor de p**
Acompanhamento do TAMMAX* esquerdo (cm/seg)	0.267	0.096
Acompanhamento TAMMAX* direito (cm/seg)	**0.442****	**0.004**

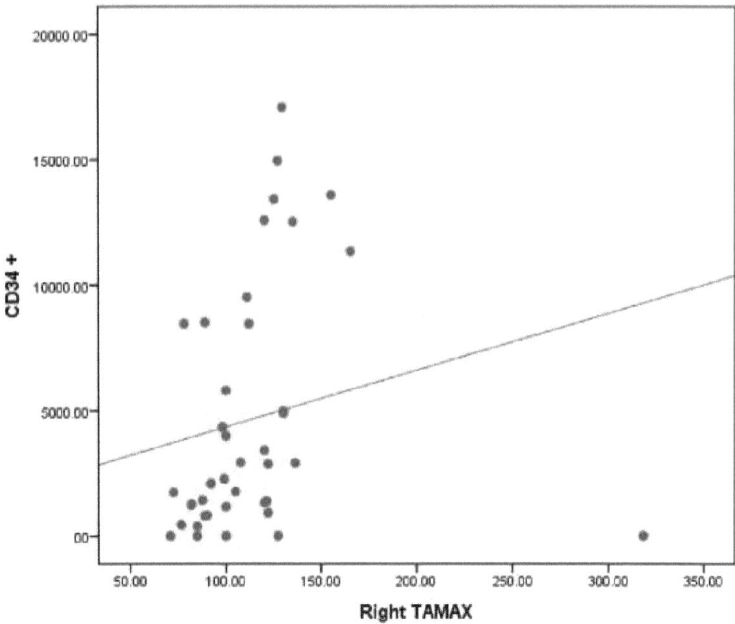

Figura 28: Correlação entre o acompanhamento do TAMMAX (cm/seg) direito CD34+

Tabela 26: Relação entre a frequência de eventos vasculares sistémicos neurovasculares do destino CD34+ após 6 meses de seguimento de doentes com doença falciforme:

		CD34 + (célula/ml)		Valor de teste	Valor P	Sig.
		Mediana (IQR)*	**Gama**			
Destino	Vivo	2930 (1060 - 8495)	0 - 58920	-0.843}	0.399	NS
	Morreu	6420 (5240 - 7600)	5240 - 7600			
Acompanhamento de eventos vasculares periféricos	Não	1750 (940 - 3990)	0 - 17100	-2.293}	0.022	S
	Sim	5800 (1280 - 9520)	0 - 58920			
COV* após acompanhamento	Não	1750 (940 - 3990)	0 - 17100	-2.293}	0.022	S
	Sim	5800 (1280 - 9520)	0 - 58920			
Frequência voc* por ano após o acompanhamento	Uma vez	4980 (400 - 12600)	0 - 15840	-0.562}	0.574	NS
	A cada 1-3 meses	6260 (2920 - 9520)	0 - 58920			
Hospitalização VOC* após o acompanhamento	Não	810 (0 - 8470)	0 - 8470	-1.397}	0.162	NS
	Sim	6260 (2880 - 12540)	0 - 58920			
Síndrome torácica aguda após o acompanhamento	Não	3420 (1180 - 8470)	0 - 58920	-0.798}	0.425	NS
	Sim	1240 (1240 - 1240)	1240 - 1240			
Eventos neurovasculares (AVC manifesto) após o acompanhamento	Não	3180 (1210 - 8495)	0 - 58920	-0.545}	0.586	NS
	Sim	3800 (0 - 7600)	0 - 7600			

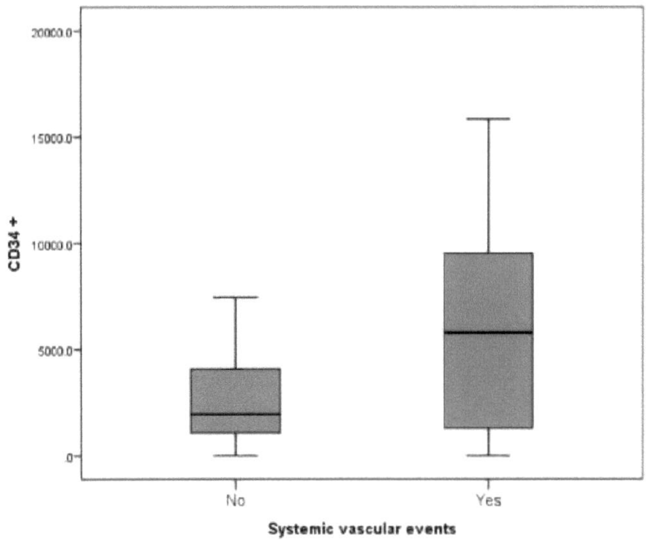

Figura 29: Relação entre a ocorrência de CD34+ eventos vasculares periféricos após 6 meses

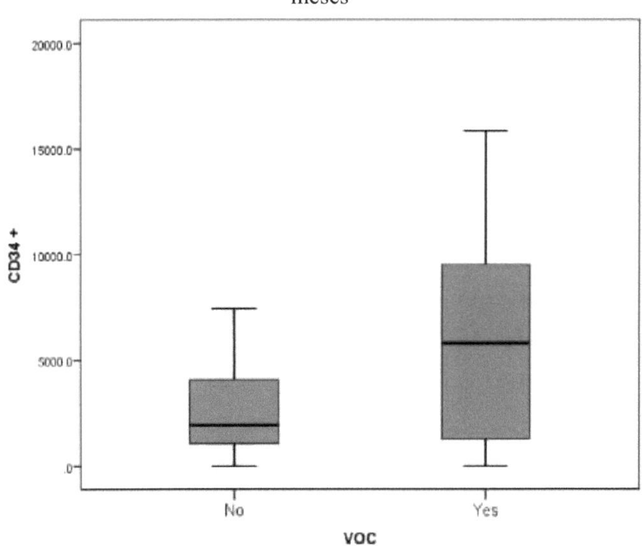

Figura 30: Relação entre a ocorrência de CD34+ VOC após 6 meses

Tabela 27: Relação entre modificações no tratamento com CD34+, transfusão de sangue em pacientes com doença falciforme após 6 meses de acompanhamento:

		CD34 + (célula/ml)		Valor de teste	Valor de p	Sig.
		Mediana (IQR)*	**Gama**			
Modificação do tratamento após o acompanhamento	Não	2930 (1210 - 8035)	0 - 58920	-0.463$	0.643	NS

	Sim	6855 (400 - 12540)	0 - 12600			
Transfusão de sangue após o acompanhamento	Não Sim	1400 (450 - 1750) 3990 (1240 - 8470)	0 - 11350 0 - 58920	-1.182$	0.237	NS
Frequência da transfusão de sangue após o acompanhamento	Independente Dependente	2880 (1180 - 6720) 7135 (2635 - 11030)	0 - 58920 0 - 15840	-1.543$	0.123	NS
Tipo de transfusão após o acompanhamento	Simples Troca Ambos	3705 (1390 - 8035) 6855 (1045 - 14720) 820 (200 - 6920)	0 - 17100 0 - 58920 0 - 12600	2.052$$	0.358	NS

Ponto de corte	AUC	Sensibilidade	Especificidade	+PV	-PV
>4340	0.691	62.07	85.71	85.7	62.1

Figura 31: Curva caraterística de operação do recetor (ROC) O nível de CD34+ diferencia os pacientes sem eventos vasculares após 6 meses de tratamento

Discussão

A vaso-oclusão é a principal causa da doença falciforme. Provoca perturbações vaso-oclusivas graves, com progressão dolorosa da falência de vários órgãos. Complicações sistémicas, eventos vaso-oclusivos (EOA) de rotação/parciais, síndrome coronária aguda (SCA), hipertensão pulmonar, sequestro esplénico agudo (SAE), nefropatia glomerular, lesões microvasculares, distúrbios cerebrais - envolvimento da microvasculatura - grandes vasos (Laurance et al., 2011).

No presente estudo, avaliámos os níveis de CD34 circulantes em crianças com doença falciforme em estado estável e correlacionámo-los com o(s) número(s) e tipo(s) de VE no prazo de 6 meses. -seguinte. Estabelecemos que o CD34 distribui o marcador semelhante ao LicLlet Lekocular, conhecido como nó vascular Aeniaia.

Em nosso estudo, a idade dos sobreviventes SCD varia 0,33 13 anos Mediana (IQR) 2 (1-4) anos. Isso continua Akodu colegas 2018 anos seus pacientes de estudo com doença falciforme foram confirmados seu genótipo de hemoglobina três meses 12 anos, metade 18 meses.

Relativamente ao crescimento dos nossos doentes, os escores-z variam (-1,25 - 3,52) com mediana (IQR) -0,18 (-0,73 - 0,53), os escores-z altos variam (-1,80 - 1,76) com mediana (IQR) 0,01 (-0,83 - 0,94) sem atraso evidente em todos os nossos doentes. Relativamente à apresentação inicial, 48% dos nossos doentes falciformes apresentavam palidez, 24% iterícia, 12% dor, 16% dor abdominal, 2% dactilite, 2% acidente vascular cerebral, 6% febre.

No nosso estudo, 14% dos doentes com história neurovascular de MSC, enquanto 82% sofreram um evento vascular anterior, sob a forma de perturbações vasoclusivas dolorosas, enfarte agudo do miocárdio. repetido todos os meses 1 4 88, 1% dos doentes necessitaram de hospitalização 87,1. Este facto é consistente com a revisão sistemática efectuada por Zaidi, colegas 2021, que examinou a prevalência de COVs em doentes com MSC, o número de doentes com >*3* COVs/ano variou entre 4-67% e o número de doentes com >*5* COVs/ano 18 59%

No entanto, Shah colegas 2019, relataram que a porcentagem de crianças que desenvolveram VOC exigindo hospitalização durante o acompanhamento de 12 meses foi de 21,87%; porcentagem de crianças com doença falciforme, 59% > 1 evento VOC.

2 dos nossos pacientes morreram durante o período de observação, o primeiro era um paciente de 4 anos que morreu de colecistite aguda complicada por sepse de colangite ascendente, o segundo paciente era um paciente de 8 anos

que morreu quando o mostrou. nível alterado de consciência suspeita de eventos cerebrovasculares. análise causa a morte de pacientes pediátricos com SCD França por Desselas colegas 2020, a infeção foi a principal causa de morte geral (n = 21), frequência.

Resumo da conclusão

A doença falciforme (DF), uma das doenças genéticas mais comuns, tem não só consequências fisiopatológicas hematológicas, mas também manifestações patológicas sistémicas, como os eventos vasculares (EV). Estudos anteriores descreveram os EVs associados a maus resultados a curto prazo e à diminuição da qualidade de vida dos doentes a longo prazo. Não existe um método normalizado de previsão de lesões vasculares em doentes com doença falciforme.

O nosso objetivo é avaliar o CD34 circulante, um novo marcador preditivo da ocorrência de eventos vasculares em crianças com doença falciforme, e os seus níveis em estado estacionário, relacionando o(s) número(s) de tipo(s) de VE após 6 meses.

Existe uma diferença estatisticamente significativa no nível de CD34+ entre os doentes com controlo de SCD com um valor de $p < 0,001$. O CD34+ circulante mostrou uma percentagem significativamente mais elevada de doentes que desenvolveram eventos vasculares sistémicos após 6 meses de seguimento com um valor de p 0,022. Não houve correlação estatisticamente significativa entre o CD34+ circulante e a gravidade dos eventos vasculares periféricos no seguimento.

Abbasy AS. Anemia falciforme; primeiro caso registado no Egito. Blood. 1951;6:555-8.

Adams R, McKie V, Nichols F, Carl E, Zhang DL, McKie K, Figueroa R, Litaker M, Thompson W, Hess D. uso de ultrassonografia transcraniana prever acidente vascular cerebral doença falciforme. New England Journal Medicine, 1992; 326(9), 605-610.

Ahn H, Li CS, Wang W. Sickle cell hepatopathy: clinical presentation, treatment, outcome pediatric adult patients. Pediatr Blood Cancer 2005;45:184-90.

Akodu S, Diaku-Akinwumi I, Njokanma O. Diagnóstico por idade da anemia falciforme em Lagos, Nigéria. Revista mediterrânica de hematologia e doenças infecciosas, 2013; 5(1), e2013001.

Allali S, de Montalembert M, Brousse V, Heilbronner C, Taylor M, Brice J, Manzali E, Garcelon N, Lacaille F. Complicações Hepatobiliares Crianças com Doença Falciforme: Revisão Retrospetiva Registros Médicos 616 Pacientes. Revista medicina clínica, 2019; 8(9), 1481.

Almeida A, Roberts I. envolvimento da doença falciforme. Br J Haematol 2005;129:482-90.

Almeida CB, Souza LE, Leonardo FC, Costa FT, Werneck CC, et al. Processos inflamatórios vasculares hemolíticos agudos prevenidos pela reposição de óxido nítrico em dose única de hidroxiureia. Sangue 2015; 126:711-20

Arkuszewski M, Melhem E, Krejza J. Neuroimaging assessment risk stroke children with sickle cell disease. Adv Med Sci. 2010;55:115-29.

Arya AD, Anupam S, Satya Y, Varinder KK Subhash CA Hipogonadismo Talassemia Major. Blood. 2005; 106 (11): 3844-46.

Arya AD, Anupam S, Satya Y, Varinder KK Subhash CA. Hipogonadismo da Talassemia Major. *Blood.* 2005; 106 (11): 3844-46.

Ballas SK, Gupta K, Adams-Graves P. Sickle cell pain: critical reappraisal. Blood. 2012; 120:3647-3656.

Ballas SK, Lusardi M. Readmission adult acute sickle cell painful episodes: frequency, etiology, prognostic significance. Am J Hematol. 2005; 79: 17-25.

Barabino GA, Platt MO, Kaul DK. Biomecânica das células falciformes. Annu. Rev. Biomed. Eng 2010; 12:345-67

Belcher JD, Chen C, Nguyen J, Milbauer L, Abdulla F, et al. Heme desencadeia TLR4 sinalização levando a ativação de células endoteliais vaso-oclusão doença falciforme murina. Sangue 2014; 123:377-90.

Berger E, Saunders N, Wang L, Friedman JN. Crianças com doença falciforme: diferenciando a crise vasooclusiva da osteomielite. Arch Pediatr Adolesc Med. 2009;163:251- 255.

Bhesania S, Banu N, Rafiuddin SA Khader A. Eventos vasculares entre pacientes com doença falciforme. Sangue 2020; 136-9.

Bhesania S, Banu N, Rafiuddin SA Khader A. Eventos vasculares entre pacientes com doença falciforme. Sangue 2020; 136-9.

Blauwblomme T, Lemaitre H, Naggara O, Calmon R, Kossorotoff M, Bourgeois M, et al. Melhoria do fluxo sanguíneo cerebral após revascularização indireta da doença de moyamoya pediátrica: análise estatística da ressonância magnética arterial spin-labeling. AJNR Am J Neuroradiol. 2016; 37:706-712

Broderick GA, Kadioglu A, Bivalacqua TJ, Ghanem H, Nehra A, Shamloul R. Priapism: pathogenesis, epidemiology, management (Priapismo: patogénese, epidemiologia, gestão). J Sex Med 2010;7:476-500.

Broderick GA, Kadioglu A, Bivalacqua TJ, Ghanem H, Nehra A, Shamloul R. Priapism: pathogenesis, epidemiology, management. J Sex Med 2010; 7:476-500.

Brousse V, Elie C, Benkerrou M, Odievre MH, Lesprit E, Bernaudin F, et al. Crise de sequestro esplénico agudo doença falciforme: estudo de coorte 190 pacientes pediátricos. Br J Haematol 2012;156:643-8.

Cancio MI, Helton KJ, Schreiber JE, Smeltzer MP, Kang G, Wang WC. Silent cerebral infarcts very young children with sickle cell anaemia associated with higher risk stroke. Br J Haematol. 2015; 171:120-9.

CDC. Serviços de saúde e humanos dos EUA Cálculo do IMC usando o sistema métrico-Curso de treinamento de idade do IMC-DNPAO. 2018.

CDC. IMC das crianças adolescentes dos serviços de saúde e humanos dos EUA. 2018.

Chang KH, Nayak RC, Roy S, Perumbeti A, Wellendorf AM, Bezold KY. A hiperangiotensinemia associada à vasculopatia mobiliza células estaminais hematopoiéticas/progenitores através da desregulação do citoesqueleto endotelial AT2R. Nature Communications, 2015; 6, 5914.

Chaturvedi S, Ghafuri DL, Glassberg J, Kassim AA, Rodeghier M, DeBaun MR. Síndrome torácica aguda rapidamente progressiva em indivíduos com anemia falciforme: fenótipo distinto de síndrome torácica aguda. Am. J. Hematol 2016; 91:1185-90

Chawla LS, Eggers PW, Star RA, et al. Acute kidney injury chronic kidney disease interconnected syndromes. New England Journal Medicine. 2014; 371(1):58-66.

Chawla LS, Eggers PW, Star RA, Kimmel PL. Síndromes interligadas de lesão renal aguda e doença renal crónica. N Engl J Med 2014;371:58-66.

Chu L, Kawatkar AA, Gabriel SE. Aderência à medicação em doentes com artrite reumatoide em tratamento biológico. Clin Ther. 2015; 37(3):660-666.e8.

Coates TD, Chalacheva P, Zeltzer L, Khoo MC. Envolvimento do sistema nervoso autónomo na doença falciforme. Clin. Hemorheol. Microcirc. 2018, 68, 251-262

Croizat H, Ponchio L, Nicolini FE, Nagel RL, Eaves CJ. Os progenitores hematopoiéticos primitivos de doentes com doença falciforme parecem ser mobilizados endogenamente. British Journal Haematology, 2000; 111(2), 491-497.

De Castro LM, Jonassaint JC, Graham FL, Ashley-Koch A, Telen MJ. Hipertensão pulmonar associada à doença falciforme: desfechos clínicos e laboratoriais. American journal hematology. 2008; 83:19-25.

de Montalembert M, Aggoun Y, Niakate A, Szezepanski I, Bonnet D. Endothelial-dependent vasodilation impaired children with sickle cell disease. Haematologica, 2007; 92(12), 1709- 1710.

DeBaun M, Kirkham F. Central nervous system complications management sickle cell disease. Blood. 2016; 127:829-38.

DeBaun MR, Kirkham FJ. Complicações do sistema nervoso central na gestão da doença falciforme. Blood. 2016; 127:829-38.

DeBaun MR, Rodeghier M, Cohen R, Kirkham FJ, Rosen CL, Roberts I, et al. Factores que prevêem futuros episódios de SCA em crianças com anemia falciforme. Am J Hematol 2014; 89:E212-7.

DeBaun MR, Strunk RC. interseção entre asma síndrome torácica aguda crianças com anemia falciforme. Lancet 2016;387:2545-53.

Desselas, E., Thuret, I., Kaguelidou, F., Benkerrou, M., de Montalembert, M., Odievre, M. H., Lesprit, E., Rumpler, E., Fontanet, A., Pondarre, C., & Brousse, V. Mortalidade crianças com doença falciforme continente França 2000 2015. Haematologica, 2020; 105(9), e440-e443.

Diwani M. Anemia eritroblástica com alterações em crianças egípcias, possivelmente anemia de Cooleys. Arch Dis Child. 1944;19:163-8.

Dowling MM, Kirkham FJ. Stroke sickle cell anaemia more than stenosis thrombosis: role anaemia hyperemia ischaemia. Br J Haematol. 2017;

176:151-153

Dutra FF, Bozza MT. Inflamação da imunidade inata do heme. Front. Pharmacol 2014; 5:115.

El Mouzan MI, Al Salloum AA, Alqurashi MM, Al Herbish AS, Al Omar A. Referência de crescimento da escala LMS Z para crianças adolescentes sauditas em idade escolar. Revista saudita de gastroenterologia: revista oficial da Associação Saudita de Gastroenterologia, 2016; 22(4), 331-336.

El Shafie AM, El-Gendy FM, Allahony DM, Omar ZA, Samir MA, El-Bazzar AN, Abd El-attah, MA. Estabelecimento de Parâmetros de Crescimento de Referência do Z Score Crianças e Adolescentes Egípcios com idades compreendidas entre os 5 e os 19 anos: Cross Sectional Study. Frontiers pediatrics, 2020; 8, 368.

El-Beshlawy A, Youssry I. Prevention hemoglobinopathies Egypt Hemoglobin. 2009;33(Suppl 1):S14-20

Emmanuel M Bokor BR. Estágios de Tanner. In: StatPearls. Treasure Island (FL): StatPearls Publishing; 2020 Jan.

Emmanuel M Bokor BR. Estágios de Tanner. Em: StatPearls. Treasure Island (FL): StatPearls Publishing; 2020 Jan

Finsterbusch M, Waltraud CS, Julia BKP Manuel S. Medindo a interpretação de agregados de plaquetas-leucócitos, Platelets 2018; 29 (7): 677-685.

Gale RP, Barosi G, Barbui T, et al. O que é a dependência e a independência da transfusão de hemácias? Leuk Res. 2011; 35:8-11.

Gardner K, Suddle A, Kane P, O'Grady J, Heaton N, Bomford A, et al. Como tratamos adultos com transplante de fígado por hepatopatia falciforme. Sangue 2014;123:2302-7.

Ghosh S, Adisa OA, Chappa P, Tan F, Jackson KA, et al. Crise extracelular de hemina desencadeia síndrome torácica aguda em ratinhos falciformes. J. Clin. Invest 2013; 123:4809-20.

Gladwin MT, Ofori-Acquah SF. DAMPs eritróides impulsionam a inflamação SCD. Sangue 2014; 123:3689-90.

Gladwin MT, Ofori-Acquah SF. DAMPs eritróides impulsionam a inflamação SCD. Sangue 2014; 123:3689-90.

Gladwin MT, Sachdev V, Jison ML, Shizukuda Y, Plehn JF, Minter K, Brown B, Coles WA, Nichols JS, Ernst I, Hunter LA, Blackwelder WC, Schechter AN, Rodgers GP, Castro O, Ognibene FP. Pulmonary hypertension risk fator death patients with sickle cell disease. New England Journal Medicine. 2004;350:886-895

Gladwin MT, Vichinsky E. Pulmonary complications sickle cell disease (Complicações pulmonares da doença falciforme). N Engl J Med. 2008; 359:2254-2265.

Gladwin MT. Complicações cardiovasculares risco de morte doença falciforme. Lancet 2016; 387:2565-74.

Gladwin MT. Deconstructing endothelial dysfunction: soluble guanylyl cyclase oxidation NO resistance syndrome. J. Clin. Invest 2006; 116:2330-32.

Gordeuk VR, Castro OL, Machado RF. Tratamento fisiopatológico da hipertensão pulmonar na doença falciforme. Blood. 2016; 127(7):820-8.

Grabowska R, Wallace K, Field JJ, Chen L Marshall MA. A formação de agregados plaquetários-neutrófilos mediada pela selectina P ativa os neutrófilos da doença falciforme humana do rato. Arteriosclerose, trombose, biologia vascular 2013; 30(12):2392-9.

GRUPO WMGRS. Normas de crescimento infantil da OMS baseadas no comprimento/altura, peso e idade. Ata Paediatr 2006; 450: 76-85

Gualandro SF, Fonseca GH, Yokomizo IK, Gualandro DM, Suganuma LM. Estudo de coorte de pacientes adultos com doença da hemoglobina SC: caraterísticas clínicas preditoras de mortalidade. Br. J. Haematol. 2015; 171: 631 -637.

Guilliams KP, Fields ME, Dowling MM. Avanços na compreensão do impacto da fisiologia do AVC isquémico na vasculopatia de crianças com doença falciforme. Stroke. 2019; 50:266-73.

Guilliams KP, Fields ME, Hulbert ML. Maior do que o esperado prevalência infartos cerebrais silenciosos crianças com doença de hemoglobina sc. Sangue 2015; 125:416-417

Han J, Saraf SL, Zhang XU, et al. Padrões de uso de opiáceos na doença falciforme. Am J Hematol. 2016;91:1102-1106.

Hatzipantelis, E.S., Pana, Z.D., Gombakis, N., Taparkou, A., Tzimouli, V., Kleta, D., Zafeiriou, D.J., Garipidou, V., Kanakoudi, F. & Athanassiou, M. Biomarcadores de inflamação de ativação endotelial em crianças adolescentes com doença falciforme. International Journal Hematology, 2013; 98, 158- 163.

Hayes MM, Vedamurthy A, George G, Dweik R, Klings ES, Machado RF, et al. Hipertensão pulmonar doença falciforme. Ann Am Thorac Soc. 2014; 11(9):1488-9.

Hoban MD, Orkin SH, Bauer DE. Genetic treatment molecular disorder: A terapia genética aborda a doença falciforme. Blood. 2016;127:839 - 848.

Hsu LL, Champion HC, Campbell-Lee SA, Bivalacqua TJ, Manci EA, et al. Hemólise camundongos falciformes provoca hipertensão pulmonar devido à biodisponibilidade global de óxido nítrico deficiência. Blood 2007; 109:3088-98.

Jean-Baptiste G, De Ceulaer K. Doenças osteoarticulares de origem hematológica. Baillieres Best Pract Res Clin Rheumatol 2000;14:307-23

Jelalian E Steele RG. Clinical Child Psychology. Handbook Childhood Adolescent Obesity; Springer: Boston, MA, EUA, 2009; ISBN 978-0-387-76922-6.

Jorch SK, Kubes P. Papel emergente das armadilhas extracelulares dos neutrófilos nas doenças não infecciosas. Nat. Med 2017; 23:279-87.

Kato GJ, Gladwin MT, Steinberg MH. Deconstructing sickle cell disease: reappraisal role hemolysis development clinical subphenotypes. Blood Rev. 2007;21:37-47.

Kato GJ, Steinberg MH, Gladwin MT. Intravascular hemolysis pathophysiology sickle cell disease. J. Clin. Invest 2017; 127:750-60.

Kaul DK, Finnegan E, Barabino GA. Interações entre glóbulos vermelhos falciformes e endotélio. Microcirculação 2009; 16:97111.

Khodai M, Al-Salman AR, Kahdim HN. Estudo de Avaliação de Pacientes do Sistema Renal com Beta Talassemia. Revista Médica Babilónia 2012; 9:696-707.

Klings ES, Machado RF, Barst RJ, Morris CR, Mubarak KK, Gordeuk VR, Kato GJ, Ataga KI, Gibbs JS. diretriz oficial de prática clínica da American Thoracic Society: diagnóstico, estratificação de risco, gestão da hipertensão pulmonar doença falciforme. American journal respiratory critical care medicine, 2014; 189(6), 727-740.

Kossorotoff M, De Montalembert M, Brousse V Lasne D CD34 + contagem de células estaminais hematopoiéticas preditivas de ocorrência de eventos vasculares em crianças com doença falciforme. Revisões de células-tronco relatam 2018; 14 (5): 694-701.

Kotila T. Guidelines teh diagnosis haemoglobinopathies Nigeria (Diretrizes para o diagnóstico de hemoglobinopatias na Nigéria). Ann. Ibadan Postgrad. Med. 2011, 8, 25-29.

Krishnan, S., Setty, Y., Betal, S.G., Vijender, V., Rao, K., Dampier, C. & Stuart, M. Increased levels inflammatory biomarker C-reactive protein baseline associated with childhood sickle cell vasocclusive crises. British Journal Haematology, 2010; 148, 797- 804.

Laurance S, Lansiaux P, Pellay FX Hauchecorne M Modulação diferencial da expressão de moléculas de adesão pela hidroxicarbamida na micro e macrocirculação das células endoteliais humanas: potenciais implicações nos eventos vaso-oclusivos da doença falciforme. Haematologic. 2011; 96(4):534.

Le Manach Y, Kahn D, Bachelot-Loza C Le Sache F Impacto da função plaquetária da interrupção da aspirina clopidogrel em pacientes submetidos a cirurgia vascular de grande porte. PLOS One 2018; 9(8): e104491.

Le Manach Y, Kahn D, Bachelot-Loza C Le Sache F Impacto da função plaquetária da interrupção da aspirina clopidogrel em pacientes submetidos a cirurgia vascular de grande porte. PLOS One 2018; 9(8): e104491

Leung KC, Tonelli M, James MT. Doença renal crónica após lesão renal aguda - resultados de risco. Nature Reviews: Nephrology. 2013; 9(2):77-85

Linden MD. Citometria de fluxo de plaquetas. Methods Mol Biol. 2013; 992:241-62.

Lonergan GJ, Cline DB, Abbondanzo SL. Anemia falciforme. Radiographics 2001;21:971-94.

Lundberg JO, Gladwin MT, Weitzberg E. Strategies increase nitric oxide signalling cardiovascular disease. Nat. Rev. Drug Discov 2015; 14:623-41.

MacIsaac RJ, Ekinci EI, Jerums G. 'Progressive diabetic nephropathy. Quão útil é a microalbuminúria?: contra '. Kidney Int 2014;86:50-7.

Mack A, Thompson A. Primary Secondary stroke prevention children with sickle cell disease. J Pediatr Health Care. 2017; 31:145-54

Manwani D, Frenette PS. Doença falciforme de vaso-oclusão: fisiopatologia novas terapias direcionadas. Sangue 2013; 122:3892-98

Mauge L, Sabatier F, Boutouyrie P, D'Audigier C, Peyrard S, Bozec E, et al. A isquemia do antebraço diminui o potencial angiogénico das células formadoras de colónias endoteliais. Cytotherapy, 2014; 16(2), 213-224.

Mauge L, Sabatier F, Boutouyrie P, D'Audigier C, Peyrard S, Bozec E, et al. A isquemia do antebraço diminui o potencial angiogénico das células formadoras de colónias endoteliais. Cytotherapy, 2014; 16(2), 213-224.

Michelson AD. Citometria de fluxo: teste clínico da função plaquetária. Blood. 1996;87(12):4925-36.

Minniti CP, Eckman J, Sebastiani P, Steinberg MH, Ballas SK. Leg ulcers sickle cell disease. Am J Hematol 2010; 85:831-3.

Morrison BF, Burnett AL. Priapismo distúrbios coagulativos hematológicos: atualização. Nat Rev Urol 2011; 8:223-30.

Muftaudeen, B., Eze, J. C., Sidi, M., & Miftaudeen, M. N. Avaliação ultrassonográfica de alguns órgãos abdominais de crianças com doença

falciforme Ilorin, Nigéria. Revista médica de ultrassom, 2020; 29(2), 94-98.
Mwazyunga, Z., Ambrose, E.E., Kayange, N., Bakalemwa, R., Kidenya, B., Smart, L.R. Hokororo, A. Qualidade de vida relacionada com a saúde entre crianças com anemia falciforme do noroeste da Tanzânia. Open Journal Blood Diseases, 2022; 12, 11-28.
Nath KA, Katusic ZS, Gladwin MT. paradoxo de perfusão instabilidade vascular doença falciforme. Microcirculação 2004; 11:179-93.
National Heart, Blood Lung Institute [NHBLI], 2018).
Institutos Nacionais de Saúde. Management Sickle Cell Disease, 2002. http://www.nhlbi.nih.gov/files/docs/ guidelines/sc_ mngt.pdf
Institutos Nacionais de Saúde. Management Sickle Cell Disease, 2002. http://www.nhlbi.nih.gov/files/docs/ guidelines/sc_ mngt.pdf
NHS. Doença falciforme infantil, normas de orientação para os cuidados clínicos, 2010. http://sct.screening.nhs.uk/ getdata.php?id= 11164
Nielsen JS, McNagny KM. CD34 key regulator hematopoietic stem cell trafficking marrow mast cell progenitor trafficking periphery. Microcirculation. 2009;16:487-496.
Nielsen JS, McNagny KM. Novas funções da família CD34. J Cell Sci. 2008;121:3683-3692.
Nouraie M, Lee JS, Zhang Y, Kanias T, Zhao X, et al. relação entre hemólise grave, manifestações clínicas risco de morte 415 pacientes com anemia falciforme EUA Europa. Haematologica 2013; 98:464-72
Ocheke IE, Mohamed S, Okpe ES, Bode-Thomas F, McCullouch MI. A microalbuminúria arrisca a filtração glomerular de crianças com anemia falciforme na Nigéria. Ital J Pediatr 2019; 45:143.
Ofori-Acquah SF, Buchanan ID, Osunkwo I, Manlove-Simmons J, Lawal F, Quarshie A, et al. Elevated circulating angiogenic progenitors white blood cells associated with hypoxia-inducible angiogenic growth factors children with sickle cell disease. Anemia, 2012, 156598.
Ohene-Frempong K, Weiner SJ, Sleeper LA, et al. Acidentes cerebrovasculares doença falciforme: taxas factores de risco, Sangue, 1998; 911: 288 - 294.
Osunkwo, I., Manwani, D., & Kanter, J. Novas terapias actuais de prevenção da crise vaso-oclusiva da doença falciforme. Avanços terapêuticos hematologia, 2020; 11, 2040620720955000.
Pace B. Renaissance Sickle Cell Disease Research Genome Era. Imperial College Press. 2007; pp: 81.
Patel SD, Humphries J, Mattock K, Wadoodi A, Modarai B, Ahmad A,

Burnand KG, Waltham M, Smith A. Células progenitoras hematopoiéticas reestenose após endarterectomia carotídea. Stroke; Journal Cerebral Circulation, 2012; 43(6), 1663- 1665.

Phuong-Thu TP, Phuong-Chi TP, Alan HW Susie QL Renal abnormalities sickle cell disease. Revista Kidney International. 2000; 57(1): 1-8.

Piel, F. B. et al. Epidemiologia global dos recém-nascidos com hemoglobina falciforme: estimativas contemporâneas da população do mapa baseadas em modelos geoestatísticos. Lancet 2013; 381, 142-151.

Porto BN, Alves LS, Fernandez PL, Dutra TP, Figueiredo RT, et al. Heme induz a migração de neutrófilos geração de espécies reativas de oxigênio através de vias de sinalização caraterísticas de receptores quimiotáticos. J. Biol. Chem 2007; 282:24430-36.

Rees DC, Williams TN, Gladwin MT. Doença das células falciformes. Lancet. 2010; 376(9757):2018-2031

Rees DC, Williams TN, Gladwin MT. Doença das células falciformes. Lancet. 2010; 376(9757):2018-31.

Reiter CD, Wang X, Tanus-Santos JE, Hogg N, Cannon RO, et al. Cell-free hemoglobin limits nitric oxide bioavailability sickle-cell disease. Nat. Med 2002 8:138389.

Resnick D Kransdorf MJ. imagiologia das articulações. W B Saunders Co. 2005; pp: 73-75.

Scherberich A, Di Maggio ND, McNagny KM. estranho familiar: CD34 expression putative functions SVF cells adipose tissue. World J Stem Cells. 2013;5:1-8.

Schimmel M, Nur E, Biemond BJ, van Mierlo GJ, Solati S, et al. Nucleossomas ativação de neutrófilos doença falciforme crise dolorosa. Haematologica 2013; 98:1797-803.

Seek, M., Senghor, A. B., Loum, M., Toure, S. A., Faye, B. F., Diallo, A. B., Keita, M., Bousso, S. E., Gueye, S. M., Gadji, M., Sall, A., Toure, A. O., & Diop, S. Transfusion Practice, Post-Transfusion Complications Risk Factors Sickle Cell Disease Senegal, West Africa. Revista mediterrânica de hematologia e doenças infecciosas, 2022 14(1), e2022004.

Serjeant GR, Serjeant BE, Mohan JS, Clare A. Leg ulceration sickle cell disease: medieval medicine modern world. Hematol Oncol Clin North Am 2005; 19:943-56.

Serjeant GR. emerging understanding sickle cell disease. Br J Haematol 2001;112:3-18.

Shah, N., Bhor, M., Xie, L., Halloway, R., Arcona, S., Paulose, J., &

Yuce, H. Evaluation Vaso-occlusive Crises United States Sickle Cell Disease Patients: Estudo retrospetivo baseado em reivindicações. Pesquisa de resultados de economia da saúde do jornal, 2019; 6(3), 106-117.

Sidney LE, Matthew JB, Siobhan ED Harminder SD Evidência CD34 marcador comum diversos progenitores, células-tronco. 2014; 32(6): 1380-1389.

Silva, I. V., Reis, A. F., Palare, M. J., Ferrao, A., Rodrigues, T., & Morais, A. Crianças com doença falciforme: pesquisa de complicações crónicas factores preditivos de resultados adversos. European journal haematology, 2015; 94(2), 157-161.

Simon E, Long B, Koyfman A. Emergency medicine management sickle cell disease complications: evidencebased update. J Emerg Med. 2016;51:370

Steinberg MH, Forget BG, Higgs DR, et al. Ballas SK, Eckman JR. Biologia do tratamento da dor nas células falciformes. In: Steinberg MH, Forget BG, Higgs DR, et al., editores. Disorders Hemoglobin: Genetics, Pathophysiology Clinical Management. 2nd Ed. Cambridge, MA: Cambridge University Press; 2009; pp: 497-524.

Stewart L, Robinson TN, Lee CM Liu K. Lesão da artéria hepática direita associada a lesão do ducto biliar por laparoscopia: incidência, mecanismo, consequências. Journal gastrointestinal surgery. 2004; 8(5):523-31.

Stotesbury H, Kawadler JM, Hales PW, Saunders DE, Clark, CA, Kirkham FJ. Instabilidade Vascular Morbilidade Neurológica Doença Falciforme: Estrutura Integrativa. Frontiers neurology, 2019; 10, 871.

Sundd P, Gladwin MT, Novelli EM. Fisiopatologia da doença falciforme. Revisão anual de patologia, 2019; 14: 263292.

Sundd P, Gladwin MT, Novelli EM. Fisiopatologia da doença falciforme. Revisão anual de patologia, 2019; 14, 263292.

Sutherland DR, Anderson L, Keeney M, Nayar R, Chin- Yee I. Diretrizes ISHAGE Determinação de células CD34+ por citometria de fluxo. Sociedade Internacional de Engenharia de Enxertos de Hematoterapia. Journal Hematotherapy, 1996; 5(3), 213-226.

Thomas P, Peabody J, Turnier V Clark RH new look intrauterine growth impact race, altitude, gender. Pediatrics 2000; 106(2):e21.

Thomas P, Peabody J, Turnier V Clark RH. new look intrauterine growth impact race, altitude, gender. Pediatria 2000; 106(2):e21

Venkatachalam MA, Griffin KA, Lan R, et al. Acute kidney injury: springboard progression chronic kidney disease. Jornal Americano de Fisiologia: Renal Physiology. 2010; 298(5):F1078-F1094

Ware RE, de Montalembert M, Tshilolo L, Abboud MR. Doença falciforme. Lancet, 2017; 390 (10091), 311 - 323.

OMS. Padrões de crescimento infantil da OMS. Comprimento, Altura para a Idade, Peso para a Idade, Peso para o Comprimento, Índice de Massa Corporal para a Idade. Desenvolvimento de métodos. Grupo de Estudo Multicêntrico de Referência do Crescimento da OMS. Genebra: Organização Mundial de Saúde, 2006. http://www.who.int/childgrowth/standards/Technical_report.pdf (acedido em outubro de 2021).

Wierenga ATJ, Vellenga E, Schuringa JJ. Convergência hipóxia TGFp vias regulação do ciclo celular células-tronco hematopoiéticas humanas / progenitoras. PLoS One, 2014; 9(3), e93494.

Wongtong N, Jones S, Deng Y, Cai J, Ataga KI. Monocitose associada à doença falciforme hemolítica. Hematologia 2015; 20:593-97

Wood KC, Gladwin MT, Straub AC. Doença falciforme: cruzamento de hipertensão pulmonar com insuficiência cardíaca diastólica. Heart. 2020; 106(8):562-8.

Zaidi, A. U., Glaros, A. K., Lee, S., Wang, T., Bhojwani, R., Morris, E., Donohue, B., Paulose, J., lorga, S. R., & Nellesen, D. revisão sistemática da literatura frequência crises vasooclusivas doença falciforme. Revista Orphanet doenças raras, 2021; 16(1), 460.

Zhang D, Xu C, Manwani D, Frenette PS. Neutrófilos, plaquetas, vias inflamatórias nexus fisiopatologia da doença falciforme. Sangue 2016; 127:801-9

Zhang S, Zhao L, Wang J, Chen N, Yan J, Pan X. HIF-2a Oct4 efeitos sinérgicos sobrevivência miocárdio reparação muito pequeno embrionário-como células-tronco mesenquimais corações infartados. Cell Death & Disease, 2017; 8(1), e2548.

Zhang, D., Xu, C., Manwani, D. & Frenette, PS Neutrófilos, plaquetas, vias inflamatórias nexus fisiopatologia da doença falciforme. Sangue, 2016; 127, 801- 809.

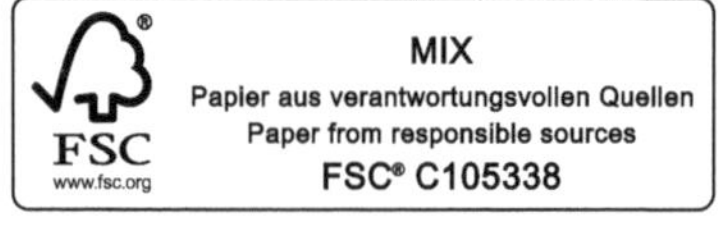

Printed by Books on Demand GmbH, Norderstedt / Germany